以健康之名？

10道公衛政策倫理難題，培養公民思辨力

In the Name of Health:

Unpacking 10 Ethical Dilemmas of Public Health Policies

主編

葉明叡、劉曦宸

目次

第 三 篇　權力／利的界線

推薦序

謀求健康未來

吳建昌

臺灣大學醫學院

　　我很高興有機會接受編者之一的葉明叡老師邀請，為這本特別的書《以健康之名？ 10道公衛政策倫理難題，培養公民思辨力》寫序。

　　我與葉老師認識，始於他學生時期對我的課程規畫的精緻評論；其後，隨著葉老師在公共衛生倫理學術領域的開拓，我們的互動模式逐漸從師生關係轉化為同儕關係。考量他過去所展現的慎思與批判精神，在他與另一編者劉曦宸老師及諸位作者（其中二位是我在臺大醫院精神醫學部的同仁）之共同努力下，成就此書，我一點都不意外。

　　葉老師為本書寫了一篇序言〈區分規範與經驗的心法〉，也寫了結論〈公共衛生的倫理日常〉，為本書做了完整的提綱摘要。在臺灣的日常生活中，我們隨時都浸泡在眾多公共衛生倫理議題中（媒體報導比比皆是），隨時都必須做出是否改變現狀的選擇（很可惜許多時候都是無意中完成的），我們必須審思我們對於各種公共衛生相關措施的規範基礎（倫理、法律、政策等），才能做出完善的決定或檢討改進。目前市面上罕有針對臺

灣本土公共衛生議題進行規範基礎探究的入門式書籍，這本書的出現恰逢其時，其目的乃是提出一種「拆解政策」之規範分析架構，結合政治分析、倫理分析及人權正義分析，在「日常介入」、「價值選擇」、「權力／利的界線」這三項主要範疇中，以本書各位作者所選定之臺灣本土議題為例子進行示範分析，藉由提出問題促使讀者在解答過程中學習體會，並以進階閱讀參考文獻來協助有興趣的讀者深化對於該議題的了解。

我認為這本書能夠達成葉老師上述之目的，作者們在各章的撰寫都做了良好的示範，讀者們並不需要我重複評論各章的內容，因此，我嘗試以此序言對於本書進行一種後設視角（meta-perspective）的觀察，以協助讀者們對於本書具備更精緻的了解。

首先，本書指出公共衛生議題思辨與實踐的動態持續性，經常必須透過政治程序來權衡各種價值與人權正義，以逐步調整（incremental change）的策略獲得各方利害關係者的支持（或不反對），在權力／權利的共同運作下，獲得各方認為在「可見未來」可行的公共衛生政策，並將政策反應在法律、命令甚至政府計畫之中。舉2022年11月29日經立法院三讀通過之《精神衛生法》修正案為例，筆者參與各種公聽會、專家諮詢會、共識會及協調會數十場，在立法院中的法條協商中，必須說服立法委員（代表其服務之群體利益），並準備條文草案之數種「讓步」版本，以便即時提出。接下來幾年，為了充實《精神衛生法》修正案的內容，必須有研究團隊協助行政院及司法院撰擬將近30部之法規命令，作為行政院或司法院將來各種實踐計畫之依據，而這些內容亦必須大致獲得地方單位、專業及民間團體認為可行，進行「更接地氣」的價值與人權正義之權衡，才能夠讓這些政策產

生實踐的效果。因此，從中央到地方取得合法性（legitimation）的過程中，也在確保政治與實踐可行性（political and practical feasibility），才能真正使法律政策產生規範作用，避免其成為毫無作用的「空洞條文」。

第二，睿智的讀者將發現，本書所提出的公共衛生政策的規範分析架構，整合了政治、價值與人權正義，已經是目前類似文獻中少見的組合，它作為一種檢視公共衛生政策的「建議」指引，也有嵌鑲其他規範基礎考量的可能性；例如，社會文化也可能形成一種規範力量，例如在A社會文化中之團結感（solidarity）可能促使人民傾向於為團體的良善奮鬥，但在B社會文化中強調個人主義時，則傾向以法律管制來促使人民考量公共利益；人的心理傾向也是規範管制力量之來源，例如Cass Sunstein提出的「輕推」（nudging）概念就指出，藉由「調整人們的選擇架構，但不造成明顯選項利益」的變化，也可能導致修正群體反應傾向之效果；另外，經濟制度（市場機制或政府管制）會影響價值交換流動之方式，科技環境（例如人工智慧網路）更會影響人際互動、權力／利分配與責任的歸屬承擔，皆可能產生影響公共衛生的效果。甚至，在傳統的「規範」與「經驗」的區分中，經驗本身可能亦藏有規範的味道（例如，科學證據之取得必須合乎倫理；施打疫苗產生傷害之因果關係判斷，也難以脫離政策考量）。上述這些另類規範基礎，經常都是隱而不顯的。但是，本書作者們在論述中，亦會顧及這些另類規範基礎考量，讀者們將來在運用本書的規範分析架構時，不妨擴充包含這些另類規範基礎考量，可以提升規範分析範疇的完整度。

最後，採用本書的規範分析架構來解構各種公共衛生事項

時，並沒有保證不同的分析者會獲得同樣的結論。睿智的讀者亦會發現，基本上，本書各章作者，並未在規範分析架構表上註明其分析後之倫理或政策結論，只是提醒讀者進行規範分析時的重點（包括實體要件與程序要件），沒有提到分析之方法學，例如演繹法（從規範原則進行三段論法分析）、決疑論（從經典案例進行規範內容比較參考）或者某種反思平衡（強調理論、原則、規則與具體慎思決定的內在一致性），也沒有特別提出分析時整合證據資料、規範參考及價值權衡的進行程序。這樣安排的優點是幫助讀者免於更多框架之限制，亦可能增加規範分析結果之不確定性；畢竟本書主要之目的在於協助讀者進行公共衛生政策之思辨，將來讀者透過課堂講授或同儕討論進行反思，應比直接從書中取得答案更佳。

　　今年（2023年），在陳為堅教授的規劃帶領下，臺灣將有第一套系統性的公共衛生教科書出版，其中有處理公共衛生倫理、法律與政策的專門章節。葉老師、劉老師及各位作者共同創作的這本書，強調臺灣本土公共衛生倫理的主題，與這套公共衛生教科書恰可生互補之效。我衷心期待，本書可以帶動臺灣未來公共衛生倫理研究的主流化，讓公共衛生行動與研究能在科學與規範的互相鑲嵌（mutual-embeddedness）中，合乎倫理地優化發展。

推薦序

打開公衛決策的專業黑盒子

雷文玫

陽明交通大學公共衛生研究所

　　新冠肺炎的世紀大疫，襲捲了全世界，改變了人們的日常，也讓人們看見公共衛生政策可以如何深遠地影響人們的健康、生命、自由、隱私乃至於整體生活。這些決策都在流行疫情指揮中心的專家會議中決定，由指揮官向公眾宣布。但是各縣市何時應該停班停課嗎？經濟與防疫孰輕孰重？疫苗強制授權是否合理？疫苗採購的保密條款又是否合理？這些防疫決策固然牽涉健康風險、流行疫情與醫療量能等醫療公衛的估算，其實也牽涉防疫實作對個人生活自由、弱勢族群照護需求、家戶所得與整體經濟衝擊等倫理與社會層面，而且不同族群承受的衝擊也不一樣，然而，由於決策過程與討論沒有多元背景的參與，許多防疫實作受到批評，電子商務相關產業與富裕階層因遠距需求大增與資金寬鬆反而財富增加，小成本營業的各行各業或可取代性高的受薪階級損失慘重，使得疫情過後，各國執政黨都在選舉中付出慘痛代價。

　　因此，作為一個在公衛所教書的法律人，很高興看到《以健康之名？10道公衛政策倫理難題，培養公民思辨力》這本書即將

誕生。相較於一般公衛政策著重成本效益的分析，本書主編不但關注公衛決策背後的倫理議題，也很重視國家機器運作的民主正當性。主編在一開始提出的分析架構，一方面觀察行政、立法、司法在政策形成所扮演的角色；二方面結合美國重量級公衛倫理學者對公衛倫理分析架構，強調民主法治與比例原則；三方面又納入女性主義政治哲學家 Iris Marion Young 有關壓迫的五種可能的面貌，希望促進社會正義與平等，以成為大家思考公衛政策的檢驗清單。雖然這個清單上的每一項未必在每個政策都會成為議題，但是作為一個清單，有助於提醒我們公共衛生政策在民主憲政國家應把持的程序正義與應遵守的價值原則。

　　配合前述的關切，為了協助讀者理解民主憲政國家公共政策決策應有的程序，本書另一個特色是，它在背景介紹 B 與思辨十，也以淺顯易懂的圖文，完整地介紹了內國的立法程序及國際衛生法律體系，後者尤其是這個領域科普文章中少見的議題。本書從「國際」衛生法律體系的「碎裂性」與「軟法」特徵，介紹到近年來政府與非政府組織如何利用多邊機制或公私合作逐步形成「全球」衛生體系，以及人權議題如何將健康議題變成一個國際法議題，與前述的多邊組織共同消弭全球的健康不平等。對照此次新冠肺炎防疫無國界的特性，以及世界衛生組織所扮演的角色，本書對於全球衛生法制的相關介紹，及時地彌補了科普文獻上這個重要的空缺。

　　不過，更多的公衛決策事實上以專業之名，由行政機關技術官僚或立法裁量的政治協商決定，很少受到司法的檢驗，倘若不會直接限制人民自由，甚至連立法監督都有限，遇到緊急疫情中，公衛決策更像是一個黑盒子。因此在架構與背景知識之餘，

本書其他的章節，分別從生育政策、子宮頸篩檢、活躍老化這些比較不涉及強制力的健康政策，到職業安全衛生、藥癮防制、傳染病、空污防制這些比較需要公權力介入的議題，提供了關於豐富的歷史、政治與社會脈絡，耙梳這些公衛決策背後隱而未現的價值衝突，刺激讀者思考公衛決策其他的可能性。

　　然而，各章在末尾分別套用主編的分析架構之餘，卻留下了更多未盡的討論。因此，與其說這是一本公衛政策的科普書，不如說，這是這群跨領域的學者試著超越傳統公衛議題成本效益等量化研究，試圖引導大家從技術發展、社會、文化與政治深入探問，究竟這些健康政策是採取了誰的觀點？誰受益？誰付出了什麼代價？然後留下了十道習題，讓讀者根據作者所提供的背景資料，進一步去咀嚼與探索。

　　這些習題剛好呼應本書作為「本土健康政策的議題讀本」的目的：在提到公共衛生的「政治性」時，主編提到：「政策、倫理與法律三者環環相扣，而圍繞之間的則是討論公共事務、解決公共問題的政治（politics）。這不是在說，公共衛生就要從實證硬科學，變成看似無跡可尋、喊價叫賣的政治，我們認為公共衛生的任何科學發現，若要成為有效的介入，達到預防疾病、延長壽命、促進健康的目的，那麼參與政治，亦即論辯倫理兩難、立法修法、擬定實施政策，就是公共衛生研究者與實踐者無可迴避的過程。」

　　新冠肺炎大流行後，究竟我們作為一個群體，應該如何讓大家都更健康？對未來的疫情或災害更有韌性？公衛法律、倫理與政策各自應該扮演什麼角色？由於這些問題的答案會影響我們每一個人的日常，因此不僅是前述的「公共衛生研究者與實踐者」

需要關注，每一個國民經歷新冠肺炎公衛實作的洗禮之後，都應該加入一起思考：一個美好社會的健康政策應該有什麼樣貌？我們作為一個群體，應該如何促進人民的健康？倘若如此，那就從這本書提出的十道習題開始思考吧！

作者群簡介

主編

葉明叡

　　（很久沒有運作沉潛中的）公醫時代成員，研究興趣為追問一些公共衛生政策為什麼要這樣做而不那樣做的問題，中、長程野心是想要讓公衛倫理成為一個合法的研究領域。現任教於臺大公衛系。

劉曦宸

　　出生於陽明山腳下的野孩子，從小關心自然生態。因為SARS而選擇念流行病學，但隨著成長發現原來健康不是個人能憑一己之力追求的目標，轉而研究社會流病，並關注與生活息息相關的勞動健康政策。家裡有兩隻貓，臺大健康政策與管理博士，現任教於文化大學勞動系。

作者群
（依章節順序呈現）

張邦彥

　　國立陽明大學醫學系學士，科技與社會研究所碩士，於臺大醫院環境及職業醫學部完成專科訓練，目前於英國牛津大學進行博士研究。研究興趣為科學史與科學哲學、醫療史、科技與社會研究、環境病與職業病。著有《精神的複調：近代中國的催眠術與大眾科學》（聯經，2020）。

王業翰

　　解剖病理專科醫師、陽明大學科技與社會研究所碩士，現於陽明大學公共衛生研究所政策與法律組攻讀博士。研究興趣是醫學社會研究、技術研究與公衛政策，關注在精準醫學（政策）脈絡下的臨床試驗、新藥開發與基因檢測等管制與應用。

蔡博方

　　臺灣大學社會學研究所博士。研究興趣是社會理論、法律社會學、文化社會學、（醫療／法律）專業主義、醫學人文與醫學教育。在研究興趣之外，也對於跨領域學習、社會科學科普化有些接觸。

陳正哲

現職為新竹臺大分院精神科醫師兼任臺大醫學院講師。生長於南臺灣，高雄醫學大學、台灣大學健管所碩士畢。曾在臺北、花蓮、嘉義、雲林等地工作，現居風城。近年因臨床實務接觸成癮者，帶著好奇心觀察成癮行為的各種層面。

龍玉

臺灣大學健管所碩士，多倫多大學社工博士生，在過往的社工工作中專注於愛滋和藥癮領域，曾在英國布里斯托毒品計畫和美國舊金山減害治療中心見習。從實務工作中理解到人們使用藥物／毒品均有其原因，作為實務工作者，最重要的是從各層面貼近和理解用藥者的處境。

廖偉翔

成功大學醫學系畢業、政治系輔系。波士頓大學公共衛生學院健康服務研究碩士。現任臺大醫院精神醫學部住院醫師。研究興趣為精神醫學、健康政策，以及更廣泛的醫療之社會面向。閒暇從事翻譯工作，近期譯作有《健康不平等》、《兩種心靈：一個人類學家對精神醫學的觀察》等。

張紘綸

職業衛生技師。北醫公衛學士、臺大職衛所碩士。現為喬治華盛頓大學健康政策博士生，馬倫健康人力與平等研究中心研究員。曾擔任立法院法案助理，對於公共衛生與醫學研究如何轉化為實際政策深感興趣，目前遊走於公共衛生與公共政策間，立志當一隻蝙蝠為兩個領域帶來疑惑。

李柏翰

薩賽克斯大學社會學博士，現於國立臺灣大學全球衛生學程傳道、授業並產生疑惑。早年是國際法學徒，主要興趣是性別研究、解殖理論、國際政治，關注弱勢群體健康的社會決定因素及相關國際人權議題。閒暇時，也是法律白話文運動的資深編輯之一。

序言

區分「規範」與「經驗」的心法

Preface: Distinguishing the Normative and the Empirical

葉明叡

　　本書是想要寫給臺灣的公衛相關科系、所有關心公眾健康的學生以及社會大眾讀的一本書，但我們並不期待本書成為傳遞知識、培養專業技能的教科書，那種要背起來、去考試的教科書（雖然可能有這種附帶效果）。本書的目的，是想要提供讀者們一種思考和分析的心法，透過這種心法，讀者們將能從比較非傳統的角度看待、分析與人們健康相關的議題，而這樣的鍛鍊，能使讀者們在未來繼續保持自己對於世界的好奇、堅持提升公眾健康的價值信念、凝聚團結的組織行動力量（C.E.A. Winslow語）──或至少往這個方向靠近一點點。

　　所以這本書要談什麼內容，能夠產生這麼神奇的效果呢？本書要帶領讀者透視當代公共衛生政策實作，去分析背後的「規範」基礎是什麼，又反應了哪種價值信念。這裡的「規範」指的不單是硬性的成文法律（不得在校園內非吸菸區吸菸）或人際互動要點（勿當著他人的面大聲打嗝）；「規範」也包括所有群體

互動的指導規則，也就是為什麼我們「應該要」這樣做而「不應該」那樣做的理由。幾乎所有的群體互動都有規則，而當群體是指「國家」或「政治共同體」時，互動規則就可能會變成具有強制力的法律與政策，在臺灣，九成以上的公共衛生介入都屬於這種。也就是說，這些公衛政策，都有各自的理由、各自的「規範」基礎，來指導人們如何互動。

這些政策的「規範」基礎有的相當明確，一眼就看完，有的則是較為隱而不明，而且可能鑲嵌著不同社會群體的利益、依循著特定的歷史政治社會文化脈絡而生；不論明確或隱晦，這些「規範」基礎總有被挑戰的空間。我們會去問，這樣做真的比較「對」、比較「應該」嗎？也就是去探討這個「規範」基礎所彰顯的價值，與我們自己所擁護的價值信念是否相符。如此，經過反覆的挑戰、分析與辯論，若我們得到肯定的答案，則我們將能夠更確認自己的價值信念；若我們得到否定的答案，我們也更能夠確認，現在實行中的政策有哪些問題。如此，我們能夠知道，假使我們要行動，我們行動的方向會是什麼；例如，是要改變現在的政策，以使其更符合我們所擁護的價值？還是要持續支持現在的政策（或對其做出某些小修正），以繼續強化我們擁護的價值？以上過程，除了能強化我們擁護的價值信念、改變的欲望，再搭配上個人經驗與科學研究成果的實踐判斷，使我們更能夠及時把握行動的時機。

在學術上，討論這類事情的一個次領域，叫做「公共衛生倫理」（public health ethics），將這些討論結果形諸正式制度，成為具有公權力強制介入的依據，則為「公共衛生法」（public health law），而將這些抽象的、原則的法律真正轉化為每日的實踐，

達成功效者，就是「公共衛生政策」（public health policy）。這三個領域之中，公共衛生政策當然是行之多年，但多半是從「醫療衛生專業視角」切入；公共衛生法的實踐也是伴隨著公衛政策的施行（以及人們對其不滿而上法院相告）而存在多年，但公共衛生法成為單獨的學科次領域，也是近幾十年的事情，法學者 Lawrence Gostin 撰寫的公衛法專書《公共衛生法》（*Public Health Law: Power, Duty, Restraint*）第一版於 2000 年發行；公共衛生倫理則是最為新興的次領域，指標性的第一本學術期刊《公共衛生倫理》（*Public Health Ethics*）自 2008 年開始由牛津大學出版社發行，至今不過短短 12 年時間。

從倫理與法律觀點對公共衛生政策進行規範性分析，即使在歐美公衛學界也是相對晚近才興起，雖然十多年來亦已累積不少學術論文及專書著作，也有部分已經翻譯引介給臺灣讀者，但在臺灣本土議題的學術研究和公衛教育之中的討論，還有很多發展空間，我們撰寫本書的動機之一，就是想要加入這個討論的行列。

本書的編排

本書〈背景介紹 A〉完整介紹公共衛生倫理分析架構，建議所有讀者可以從本章開始著手，快速上手有用的分析工具，來拆解後續各個議題的規範面向，一起加入討論。特別說明，本書並非坊間常見之散篇論文的彙編合集，而是在此架構之下，由主編邀集各領域研究者與實務工作者，對自己領域相關議題進行反思後的集體研究與寫作成果。

　　而政策、倫理與法律三者環環相扣，而圍繞之間的則是討論公共事務、解決公共問題的政治（politics）。這不是在說，公共衛生就要從實證硬科學，變成看似無跡可尋、喊價叫賣的政治，我們認為公共衛生的任何科學發現，若要成為有效的介入，達到預防疾病、延長壽命、促進健康的目的，那麼參與政治，亦即論辯倫理兩難、立法修法、擬定實施政策，就是公共衛生研究者與實踐者無可迴避的過程。本書〈背景介紹B〉詳述了這個政策合法化的過程，在民主國家，不論再怎樣激烈的碰撞或精彩的倫理分析，最終的戰場還是回到不同層次的立法機構，進行政治的折衝與價值權衡。

　　在本書接下來三篇中，我們將會透過不同的公共衛生議題與政策案例，進行上述分析、思辨，各章節並附有問答與練習。在第一篇「日常介入」中，我們挑選了生育政策、癌症篩檢與活躍老化這三個在無形之中鑲嵌進入人們日常生活的健康議題，主流的論述是如何吸引或反制我們採取哪些健康行為，而我們又是真的在做自主的決定嗎？第二篇「價值選擇」涵蓋工作權限制、毒品除罪化政策與醫療品質議題，不同的政策選項反應了人們對於行為的不同價值排序，這些排序可能造成什麼健康或其他方面的影響？第三篇「權力／利的界線」，則探討在科技防疫、空汙治理與全民健保議題上，國家可以正當介入的範圍，以及人們可能有所憑據的權利主張（因此國家有義務保障）的範圍，本篇〈思辨10〉，跳脫本書前面所有章節的「國家內」範疇，上升至全球層次，探討在國際法當中的公共衛生議題。最後，本書編纂與撰寫過程中，COVID-19疫情於臺灣國內爆發，2021年5月起疫情上升至三級警戒，某種意義而言，此時臺灣才當面遭遇

COVID-19的挑戰，我們特別撰寫後記章節為此過程中的重要倫理議題，一方面是留下討論紀錄，另一方面也帶起後續的思辨。

　　我們希望透過這樣的過程，讀者們能練習分析公共衛生政策的規範價值預設的能力，乃至於後續採取行動的實踐判斷。對於公共衛生和廣泛健康相關領域的學生來說，本書提供了一與傳統衛生專業訓練非常不同的視角，能夠提升對於健康議題結構和深度的洞察力；對社會科學領域的學生來說，本書是進入健康議題的敲門磚，可以探索在當代這諸多與人們生活、生命息息相關的主題之中，倫理學、政治學、法學、社會學能夠以哪些角度來切入關懷。

　　為什要期許所有關心公眾健康的學生能夠得到這些練習？因為我們認同這片土地，我們深愛這片土地上的人，把他們視作是「我們」的一部分，「我們」的利益，與我的利益息息相關，「我們」的健康，也與我的健康息息相關，我們不忍看到自己的利益、自己的健康受到傷害，就像我不忍看到「我們」的利益和健康受到傷害一樣。因此我們會產生一種欲望，想要採取行動，去預防傷害的發生，去促進集體健康的實現。但我們也都知道，在現實生活中，行動是極度困難的，我們會被結構、被生活所迫，耗盡自己的時間、精力和人際關係，讓我們光是忙著維持自己的生存都來不及了。儘管如此，我們還是不放棄希望。

　　這本心法小書，就是想要讓讀者能夠想起、或維繫住心中那小小的改變的欲望，等到適當的時機、條件出現時，在社會中的這裡或那裡採取行動。

背景介紹 A

本書使用方法：
拆解政策的分析架構

The Framework Unpacking Public Health Policies:
A Readers' Guide

葉明叡、劉曦宸

摘要

在這一章，我們要從公共衛生政策在民主國家當中的意義開啟這本書的話題，同時我們也會介紹貫穿這本書、由「政治」與「倫理」兩個層面來分析政策的規範基礎。公衛政策的政治權威，是來自人民自我統治的人民主權，以及權力分立的憲政制度的搭配；公衛政策的倫理基礎，則是來自人們對美好生活的共同追求，以及對共同行動範圍的合理判斷。我們在評估現有文獻並融合政治、倫理與正義理論之後，於本章末尾提出公共衛生政策的「規範分析架構」，希望可以帶給讀者更全面性地評估政策議題的價值預設，進而作為個人或群體採取行動的判斷依據。

一、前言

　　許多我們熟知的公衛介入，除了科學和實證的基礎以外，必須透過許多「人為」的程序形成對不特定的大眾具有拘束力的政策（policy）。在政府部門，這種拘束力是由公權力為最後的背書，換言之，個人或團體若違反政策，甚或只是試圖違反政策，就可能受到公權力的強制，而不得不遵守，甚至也可能遭受到懲罰。即使是私部門也有政策，例如，公司對於員工的作業安全規則要求，專業協會、學會對於組織成員的各種規範等，雖無公權力背書，人們也是自願進入公司任職或成為協／學會會員，但基於組織本身的目的以及權威（如個人為謀生、公司為牟利的目的，或形成協會以促進專業團體利益的目的），這些政策仍對成員具有約束力，也可能有懲罰的效果（如解雇、開除會籍）。只要有組織的地方，就會有政策。

　　好像在哪裡聽過這個……想起來了嗎？一個主流的公衛基本定義，就是要透過「有組織的社群力量」（organized community efforts）來預防疾病、促進健康、延長壽命（Winslow 1920）。某種意義上而言，政策即是公衛的本質要素之一，沒有不透過政策來實現的公共衛生介入。政策是如此必要，我們從事公共衛生事業，不論是研究或實務工作都會遇到，本章的主要目的，就是從「政治」和「倫理」兩個層面來分析公衛政策，從這兩個基礎出發的視角將會貫穿本書，成為我們用來分析各個公衛議題的架構（framework）。

　　我們把公衛政策的「政治」和「倫理」基礎，通稱為「規範」（normative）基礎，也就是為什麼我們「應該要」這樣做而「不

「應該」那樣做的理由來源、形成方式，以及彼此之間的權衡。這就是本書所要提供的規範分析心法（詳見序言章）。我們主要將著重於與政府部門有關的公衛政策上，這是因為公共衛生本身的特性使然，雖然私部門也有可能有和健康相關的政策，這類政策在專業團體自律及相對缺乏共同政治權威的全球衛生場域較為明顯，但是，多數公衛政策仍須仰賴公權力的支持。本書各章會帶入不同的公衛／健康議題的深度研討，而本章的主要任務，則是進入更完整的政治和倫理基礎的討論，並在最後提出一個用以分析所有議題的通用規範分析架構。就先從政策的政治基礎開始吧！

二、政治基礎：國家機器怎麼運作？

本章介紹的第一個分析層面，是政策的形成和執行過程中，其政治權威（political authority）從何而來。簡單地說，為什麼我要聽你們的話去做某件事情？當然，可能這件事對於我個人的健康或是公眾的健康有利，這是一個你可以說服我的理由，但，那又怎樣？如果你沒有某種特別的力量和地位，讓我知道我若不聽話仍會被迫服從，甚至遭到懲罰，憑什麼我就要聽你的呢？這種特別的力量和地位，就是一個組織或個人的政治權威。例如，就說政府好了，立法院通過了《菸害防制法》，規定三人以上室內工作場所不得吸菸，你要不要遵守呢？行為上你還真的可以不遵守，就真的著手在室內抽菸，但你很可能會被行政部門罰款2,000到15,000元不等的金額，通常一般人不會刻意去挑戰這個規定，因為不想跟荷包過不去，但即使在被抓到而受罰機會很小

的情境中，通常還是不會刻意挑戰，因為一般人通常會尊崇民主政府的政治權威，即使要挑戰，也會透過司法途徑來打訴訟，爭論行政部門的權力不當施展，甚而主張此法律違反憲法所保障人民的權利。各種公衛政策的背後，幾乎都有政府的政治權威在支持，這種權威在民主國家，是來自行政、立法、司法權力分立的政治制度運作的結果，而不是因為統治者單方面擁有壟斷的武裝暴力而產生的權威。

為什麼民主國家的政治制度能產生這種權威呢？現代民主國家的主權，也就是某種國家的意志，不再是由個別的獨裁者或君主所擁有（儘管某些君主立憲國家在象徵意義上仍是如此），而是由全體公民共同持有，學理上稱為「人民主權」（popular sovereignty）──國家的意志不再被君主一人綁票，全體公民的意志，就是國家的意志，人民自己統治自己，國家採取的行動，就是人民的行動，國家行動，也就是我們所說公共政策的政治權威，便由此而生，畢竟，你自己不會想要違反你自己的意志。

（一）立法與行政

當然，這是一種極度抽象的推理，在實際生活中，眾多的人民意見是如此分歧，如何使人民的意志集結起來成為國家的（也就是人民的）行動呢？想像一下，國家就像一個人一樣，有自己的意志，可以思考，可以活動四肢軀體、採取各種行動，但如果腦中有多個意志互相衝突，身體的行動便無法協調。[1]儘管透過政黨政治的制度設計，人們選出了認為能夠代表自己意志的代理人

1　這個類比想像源自於盧梭《政治經濟學》（*Discourse on Political Economy*）當中的描繪（Rousseau 1997）。

（政黨、民意代表），賦予他們「立法權」（legislative power）來決定國家如何行動，也就是制定政策，而這些代理人也可能反過來影響、形塑甚至控制人民的意志，為他們自己的利益，或他們真正代理的利益所服務。確定了意志，只是確定了身體要行動的方向，要真正揮舞四肢、採取行動的執行者，則是被賦予「行政權」（executive power）的行政部門，在臺灣也常稱為公部門、公務機關。國家的立法部門負責確認什麼是國家（也就是人民）的意志，將其具現化為法律條文，而行政部門則負責採取行動，執行國家（也就是人民）的意志。

　　至於行政與政治的關係，仍是爭辯中的議題，不論如何，目前普遍認為，在現代的民主社會中，國家機器的運作，是透過公務員執行行政事項，而行政的正當性，必須透過立法授權，這也就是為什麼我們經常聽到「依法行政」。當然，由行政部門提出的政策建議，也會對政策方向有影響力，甚至官僚本身的利益也與政策緊密交織，但最終不論如何，所有的行政作為，不能沒有立法依據，行政部門代表國家行動，必須依照立法部門所代表的國家意志而為。

（二）司法

　　在具現化國家意志的「立法權」和採取國家行動的「行政權」之外，現代民主國家尚有第三種權力來制衡這兩種權力，並矯正可能的失誤，也就是「司法權」（judicial power）。司法權有一種特別的權威，可以評斷「立法權」和「行政權」的作為是否適當、有無逾越各自分際，因此除了排解立法和行政之間的衝突，司法權也是個別人民在不滿「立法權」和「行政權」

時的救濟管道。看起來，司法權好像是一個超然於人民主權之外的單元，它既不是國家／人民的意志，也不是國家／人民的行動，但是它又是國家／人民主權的一部分，到底司法權威從何而來？簡要地說，是從現代民主法治國家最高政治權威，亦即「憲法」的規範而來，因此我們又常稱現代民主國家為「憲政民主」（constitutional democracy）。制定憲法的基本原則為「權力分立」（separation of powers），自十八世紀思想家孟德斯鳩（Montesquieu）提出「三權分立」以來，對許多國家憲法的制定都有深遠的影響，他將國家權力分為行政、立法、司法三類，並主張這三權應該要分屬於三個不同的單位職掌才能互相制衡，這意味著權力分立的概念不是只在乎「分權」，還強調要可以互相「制衡」（check and balance）（林子儀等 2008）。[2]

（三）公共衛生政策：國家意志的實踐

　　整體來看，國家就像是一個擁有自我意志的人，立法是國家的意志，制定出決定行動方向政策，指揮著軀體採取行動，也就是行政作為；行政與立法互相搭配，由它們把國家帶向未來，如果其中有發生錯誤、無法協調之處，就由司法來校正。通過這一系列民主政治程序所產生的公共衛生政策，因而具有政治權威，可以規範人民的健康相關行為、分配集體的資源，並運用「有組

2　讀者這時可能想要追問，那憲法的政治權威又是從何而來呢？為什麼它能夠賦予一個獨立於國家意志和國家行動以外的「司法權」某種權威呢？這是一個巨大而根本的政治問題，已非本書所能涵蓋，極度簡要而抽象地說，是因為有一群人、在某個時候約好，今後要一起共同生活下去，所以立了憲法，憲法就是那群人所組成社會的社會契約（social contract），約定了人民主權的範圍、意志、行動以及互相制衡的方式（Rousseau 1997）。

織的社群力量」來預防疾病、促進健康、延長壽命。

　　然而，我們要如何去檢視所立的法律、訂定的政策目標、執行的過程等是否合理（reasonable）且正當（legitimate）呢？當我們說，我們委託立法代理人代表我們的意志時，我們怎麼知道政策真的實現了我們的意志呢？規定室內三人以上工作場所不能抽菸，真的是我的意志嗎？因此我們必須釐清現在實行中的政策，反映了什麼意志，而若我們的意志能被代理人代表，意味著我們必須先有一個已經存在的意志，因此我們也必須釐清我們自己的意志究竟是什麼。其次，即使我們已經釐清自己的意志是什麼，我們怎麼知道我們這個已經存在的意志是對的（right）或是好的（good）呢？因此，後退一步，我們要跳脫憲政民主國家的制度設計層次，從更根本的倫理基礎著手談起，來討論這些公共衛生政策是否有需要修正之處，或是能夠正正當當地執行，這也就是本章要討論的第二個規範層面。

三、倫理基礎：我們應該過的好生活

　　第二個規範層面，更進一步探究公衛政策背後的目的，思考政策的倫理思考（ethical reasoning）基礎是什麼。倫理聽起來很大很抽象，但簡單講，就是在判斷「什麼是我們應該（should）追求的好生活（good life）？」這些好生活背後分別蘊含了什麼樣的價值選擇？而在眾多種類的好生活（與他們的價值）之間，我們又如何決定優先順序？當這些價值彼此互相衝突，形成「倫理難題」（ethical dilemma）情境時，我們又該如何權衡？在公共衛生政策的倫理關懷上，又可再分為兩個層次；其一為對「什麼

是好的公衛目標」的探討，其二為假設我們已知且同意某些好的
公衛目標，再以此為依據來評判一個公衛政策介入的倫理正當性
——這還是很大很抽象，就用菸害防制為例子來說明吧。

（一）美好生活的組成

　　首先第一個層次，亦即「什麼是好的公衛目標」，要探討的
是在眾多價值選項之中，為什麼我們要把健康排在第一順位？如
學者所言，公共衛生立基於一種道德命令（moral mandate），這
道德命令又包含兩部分，一是在群體層次追求最多人的最大健
康，二是減緩不公平的健康不平等（Coggon & Gostin 2020），
多數公衛界人士，大概不會特別想質疑這個道德命令。但是，除
了健康以外的各種價值，也可能有助於實現個人的美好生活。例
如，我們說為了健康，我們要降低一般人暴露到二手菸的機會，
我們也要降低吸菸者的吸菸機會，這看起來是十足正當的公衛介
入了吧？好的公衛目標，就是致病原有良好預防，其價值就是個
人和群體的健康，我們於是制定了《菸害防制法》，賦予政府對
違反者開罰的權力。所以，這公衛目標有什麼問題嗎？設想一個
情境：假如，你每天在高壓力的工作環境下，你需要抽菸以維持
自己的精神和創造力，或只是單純撫慰一下疲憊的心情，同時你
很重視這份工作，以及它帶來的成果（薪資、成就感），因為這
些成果構築了你對好生活的想像（例如薪資帶來財務上的自由，
工作帶來生命意義的實現），在某個程度上，你已經將你個人健
康的重要性（也很可能包括群體健康的重要性，因為假設你也常
常在你的同事身旁抽菸），排在其他價值之後了。

　　造成這樣的排序結果，有個人也有結構的因素（例如學者們

不斷在爭論，一個吸菸成癮者，到底還能不能夠自由地選擇要吸或不吸菸），重點是，好的公衛目標該這樣排序嗎？健康的價值總是優於其他諸如創造力、財務獨立、工作成就意義感，甚或單單只是「個人自主選擇」這件事本身等其他價值嗎？多數人應該不會認同，為了達成健康的目標，我們可以禁止所有的有害物質（如菸草）、禁止所有不健康的行為、壓抑所有可能阻礙我們追求健康的各種價值。這個層次的倫理思考，是對公共衛生這個學科領域的根本反思。

（二）共同行動的合理程度

當然，人們大概也不會同意說「那通通不管就好了」，因此第二個層次的倫理思考是，假設我們對好的公衛目標已經有某種程度的共識，而且決定要採取「共同行動」，用「有組織的社群力量」來介入我們的生活和行為，這政策介入做到什麼程度才算是合理的呢？管制菸害，需要使用到《菸害防制法》這種法律層級的規範嗎？規定所有三人以上室內工作場所通通不許吸菸，對吸菸者過於嚴苛嗎？對於私人住宅吸菸行為沒有任何管制，讓菸味可以透過浴廁通風管道或是陽臺飄入鄰家，對於吸菸者過於寬容嗎？在一包菸上課徵多少額數的健康福利捐是合理的，這些課來的捐又該分配給誰來使用？對於這類公衛政策介入的倫理正當性探討，是當代公共衛生倫理（public health ethics）領域的主要研究課題。

（三）「我們」為什麼要「一起」過美好的生活？

你可能仍然好奇，為什麼我們要去追問這些規範問題呢？

知道（或不知道）答案又會怎樣？我（們）可不可以過一種完全未經反思和檢驗的生活？其實……個人的話完全可以，真的也不會怎樣，就跟大家一樣生老病死而已，你可以完全遵循著社會文化脈絡中、你所身處的專業領域中的主流規範權威，活出一個你自覺有意義的人生，恐怕很多人的人生確實就是這麼過的。或者是，你也可以不滿足於此，你可以**選擇**去質疑權威、去克制你的本能慾望、去反思你做任何行為決策的理由，活出一個經過檢驗的「倫理生活」（ethical life）。你肯定想接著問，活過「倫理生活」又有什麼好處？回答這個問題，可以寫出好幾本書，歷史上許多厲害的哲學家、科學家也已嘗試用不同方法來回答，我們這邊只能先提供一個暫時的結果論（consequentialist）簡答：從一種事後的觀點來看歷史，許多未經挑戰的傳統權威，造成了人們大規模的苦難，這些苦難對任何個人來說，都是能避免就會避免的，幾乎不會有人想要**選擇**活在朝不保夕的恐懼、饑饉、病痛的生活處境之中，因此當我們有選擇的時候，**我們應該選擇**一種盡可能避免這種極度苦難經歷的選項，也就是，去挑戰既存的權威，去反思行動的理由。[3]

　　個人是如此，社群也是如此。對社群而言，完全未經檢驗的生活，將會是充滿各種價值衝突的生活：你想要追求健康，他想要追求物質成癮的耽溺；你主張懷孕女性的身體自主，他說胎兒也是值得保護的生命；你騎機車享受迎風快感不戴安全帽，其他人要幫你付摔車時脊椎損傷的醫藥費；你為了想賺更多錢，或是想極力表現以追求將來的升遷機會，而拚命加班，他當老闆極力

3　這個理路是受Alan Dershowitz對於權利起源的推論啟發（Dershowitz 2004）。

榨取員工的生產力（呃這兩者好像一拍即合沒有衝突⋯⋯）──
但是，當你過勞倒下時，造成的個人健康、家庭經濟問題，仍得
由家人或是社會安全網（也就是我們其他人）來承擔後續成本。
舉出這些例子是在說，在社群層次而言，我們每個人的生活不單
是自己的選擇，我們也必須做出共同的選擇，而公共衛生作為一
門實務導向學科的關鍵就是，我們沒有永遠不做選擇的空間，現
在不選擇改變，意思就是選擇了不改變，選擇了不改變，就是選
擇承認現行主流價值的正當性，或是選擇放任價值之間的衝突持
續發生，而後果還是得由我們自己承擔。當代人類生活緊密交織
在一起，我們很難只選擇過自己的好生活，而不去考慮我們一起
要過下去的好生活。

　　追求個人或社群的倫理生活，以及減少倫理衝突造成的社會
後果，是我們必須進行倫理思考的理由，在下一節中，我們將介
紹一些學者提出的倫理分析架構，最後提出我們的版本。

四、公共衛生政策的規範分析架構

　　很多時候，事情其實沒有那麼複雜，因為當我們在討論公
衛政策時，我們勢必都已經身處於某個特定的社會文化歷史脈絡
之中，既存的規範價值體系之中就已經有許多「一般道德考量」
（general moral considerations）可以依循（Childress et al. 2002）。
例如，不要傷害他人、盡量用最小成本產生最大利益、公平分配
這些利益、確保所有利害關係人（stakeholders）都有表達意見的
機會、注重隱私、說過的承諾要算數、誠實不說謊等等，這些是
普遍存在於各個社會的共同道德，對好生活的共同想像，當然各

社會著重的細節可能不同。許多公衛政策的潛在倫理衝突，依照著這些一般道德考量就可以大致解決。

麻煩在於，當這些一般道德考量，與公共衛生政策目的出現互相衝突的情形時，應如何權衡？公共衛生倫理學者Childress等人提出五項「可辯護條件」（justificatory conditions）——有效性、符合比例、必要性、最小傷害、公共辯護——以及一個補充條件「公共課責」，來評判公衛政策介入在侵害到個人自由、正義或其他一般道德考量時，是否具有足夠倫理正當性（Childress et al. 2002）（表A-1）。

這種以實作為導向的（practice-oriented）倫理架構，不從一些抽象的道德概念、主義出發，而是採取要件式的檢查表，一一檢驗我們所關注的公衛政策在各項上的表現如何，Childress等人的版本[4]是早期奠定領域的基礎架構，之後許多公衛倫理學者亦提出類似架構（Gostin & Wiley 2016；Marckmann, Schmidt, Sofaer & Strech 2015；Schröder-Bäck, Duncan, Sherlaw, Brall & Czabanowska 2014）。

這五項條件是處理公衛政策倫理衝突不錯的標準，但它仍有些不足之處。首先，此架構將公共衛生政策的目的狹義地界定為「公共衛生」（public health），這從有效性和符合比例可看出來。然而，如前面第三節所討論，美好生活的內容可能有許多樣態，公眾的健康只是其中一種，而與我們探討的各個健康議題有關的政策，其政策目的也可能不盡然只是為了公眾的健康本身而已。其次，這個倫理架構並沒有提及社會當中的實質議題，我們認為

4　此版本融合了Nancy Kass更早期的六步驟架構（6-step framework），依學者系統回顧研究，此為第一個公衛倫理分析架構（Abbasi et al. 2018）。

有些具體議題的考量，應該也值得列入一個公衛政策的規範分析架構中，例如性別、原住民族或少數民族，尤其是在臺灣過去曾經歷威權統治時期的文化、政治、經濟、歷史遺緒，以及各種壓迫的社會結構和權力關係。

表A-1、公衛政策介入的五項「可辯護條件」

條件	內容
有效性（effectiveness）	介入在實證上真的可以保護公眾健康。
符合比例（proportionality）	介入獲得的公衛效益和造成的侵害成比例。
必要性（necessity）	介入是否為必要之最後手段（已無其他更優替代方案來達成政策目的）。
最小傷害（least infringement）	即使符合前三點，仍須採取對一般道德考量造成最小傷害的介入方法。
公共辯護（public justification）	介入者有責任以公開透明的方式，向大眾（特別是受到侵害的族群）解釋並為介入可能造成的傷害辯護，以維持公共信賴，滿足民主課責（accountability）。
五個條件以外的補充條件：公共課責（public accountability）	由於公衛介入的健康、風險識別、利益等核心概念的定義都是公眾界定的，並沒有一個所謂絕對科學的先驗定義，公眾和科學家一樣，必須參與公衛政策議題分析，故必須有開放的公共審議（deliberation）。

資料來源：Childress et al.（2002）

　　這個部分，我們將借用政治哲學家Iris Young提出的「壓迫」（oppression）概念來加以補充（Young 1990）。此概念原是用以批評約翰・羅爾斯（John Rawls）以來聚焦於資源分配正義（distributive justice）的正義理論典範，Young認為這種正義觀念忽視了許多不能單以資源來衡量的社會結構所造成的不正義。她因此主張一種「賦能性正義」（enabling justice），正義並不是好

表A-2、「壓迫的五個面孔」

壓迫範疇	內容
剝削 （exploitation）	社會結構中，某一社會群體的勞動成果被穩定地轉移給另一個受益的社會群體。 例如：女性、照顧、情感、附屬性、缺乏自主的體力勞動。
邊緣化（marginalization）	某一社會群體被置於勞動體系無法或不會使用的位置，被剝奪參與社會生活（生產、消費）的機會，物質生活也匱乏。 例如：福利依賴人口、機構老人、無證移民、女性。
無能 （incompetence）	相比於專業者擁有的特權，非專業者處在勞動分工中的低階層，缺乏決定權威或權力，只能聽令行事，日常工作的自主性很低，也缺乏職場以外其他人的尊重。 例如：非技術工作者、女性、體力勞動者。
文化帝國主義 （cultural imperialism）	某個具支配地位社會群體的文化和經驗的普遍化，而其他社會群體的經驗則完全消失，只有成為支配群體的某些普遍化的刻板印象、他者（Others），而且受壓迫群體還會將支配群體的標準內化為自己的標準。 例如：女性、性少數、原住民族、少數族裔。

生活本身的實現，而是「使人們能夠去追求美好生活的制度性條
件」在社會中獲得接納和支持的程度。人們做出選擇並採取行動
去追求好生活的能力，若某個「社會群體」（social group）的這
種能力受到結構性阻礙而逐漸弱化，就是不正義的情況，也就是
「壓迫」發生之處（頁84-85）。她辨別了五種範疇，稱之為「壓
迫的五張面孔」（five faces of oppression）（表A-2）。

壓迫範疇	內容
暴力 （violence）	某些社會群體遭受到系統性惡意暴力攻擊，攻擊者沒有特殊動機，只是任意的、無緣無故的。 例如：女性、性少數、少數族裔。
辨識受壓迫群體的單位：社會群體 （social group）	社會群體是在社會結構中自然形成的群體，其成員處於相近社會結構中的位置，在文化形式、生活方式有共通性，且有別於其他群體，成員因此具有親近性，且有更多互動交往的機會。但成員身分並不是以個人自願選擇加入，或是某種固定特徵（如膚色、生理性別）來界定，主要是以群體的認同感：一個人是透過發現而確知自己屬於某群體，而不是以先於群體的方式存在，再來決定要成為這個群體的成員。

資料來源：Young（1990：頁87-128）

　　Young主張這五種壓迫的範疇，可以作為比較不同群體在不同社會當中遭受到不正義的評估標準，而且不會遇到過去學者在研究特定群體壓迫時，每研究一個群體，就要提出一個新壓迫類型的問題，例如女性、同性戀、性少數、種族、族裔、階級、年齡歧視主義等，也不會有單一壓迫類型對於其他類型的壓迫缺乏解釋力的問題（Young 1990）。我們認為這種對不正義的評估方法，亦很適用於檢驗公衛政策介入的潛在倫理問題，而且可以完整涵蓋前述現有公衛倫理分析架構所缺少的面向。

　　融合了公衛政策的政治基礎，以及前述Childress等人和Young的理論，我們在此提出一個整合政治、倫理與社會不義結構三個範疇的公衛政策通用規範分析架構（表A-3）：

1. 在政治範疇，我們首先釐清一些政策相關的基本事實，包括釐清這個公衛健康議題，是怎麼變成一個「問題」，因而成為公共政策的介入目標，是否因為什麼特殊時機，或有觸發事件。我們也要釐清政策是否具有正當政治權威，包括政策的法源依據：若為法律，其立法歷程如何，是否有可能違反憲法保障人民之權利，若為行政命令，是否有法律授權，政策的執行機關是誰，其組織、人力、經費來源為何；最後，政策是否曾遭遇過司法裁判的挑戰。

2. 在倫理範疇，我們要使用實證資料檢驗政策是否能達成其預設目標，評估政策造成好處與壞處的規模是否比例相符，確認政策是我們所擁有選項中的最後必要手段，並且不違反一般道德考量。我們也要檢驗負責執行該政策的行政部門，是否有公開說明他們決策的理由，決策過程中，

表A-3、公共衛生政策的規範分析架構

項目	內容
政策目的	政策理念、對美好生活願景的預設。
形成背景	政策議題建構與問題化（特殊時機點或觸發事件）。
立法	政策的立法依據、層級。
行政	執行政策的組織（人力、預算、跨部門的協調）。
司法	法院判決、大法官解釋對政策的影響。
有效性	政策在實證上達成預設目標的效果。
符合比例	政策獲得的效益和造成的侵害比例。
必要性	政策為必要之最後手段（已無其他更優替代方案）。
最小傷害	政策採用對一般道德考量造成最小傷害的介入方法。
公共辯護	政策執行者是否以公開透明的方式向大眾解釋介入可能造成的傷害。
公共參與	公眾參與政策有關表達意見、審議或決策的機會。
勞動壓迫	政策是否造成或深化： - 某一社會群體的勞動成果被穩定地轉移給另一個受益的社會群體？ - 某一社會群體被置於勞動體系無法或不會使用的位置，被剝奪參與社會生活（生產、消費）的機會？ - 專業者的特權，使非專業者更無自主決定和不受到尊重？
文化壓迫	政策是否造成或深化具支配地位社會群體的文化和經驗的普遍化？
暴力壓迫	政策是否造成或深化某些社會群體遭受到的系統性暴力攻擊？

是否有一定程度納入公眾的意見，或是提供公眾實質參與決策的機會。

3. 在社會不義結構範疇，我們要特別考量受到政策影響的群體，包括政策的推動者、得利者、損失者、受害者，他們可能是明確的利益團體、志願團體、公民社會倡議組織，也可能是 Young 所說的社會群體（詳表 A-2），辨識是否有群體因為政策介入而遭遇到結構性的勞動、文化與暴力壓迫。這些特別容易見於女性、LGBTQ 群體、原住民族、少數族裔、移民、幼年或老年群體、過去遭受威權政府不義對待者、非技術勞工等。

　　就規範分析架構的使用方法而言，首先，它是設計來評估一個正在形成（至少具有倡議方案）、即將實施或已經實施一段時間的公共衛生政策介入，這政策的層次和影響範圍可大可小，但通常是經由公權力背書，因此具有管制上的強制力，或是資源分配上的權威；它不太適用於評估尚未形成政策的新興健康議題或健康研究主題，例如藥物開發、科技創新、研究方法、個人健康行為、私部門組織的志願活動等。其次，它與傳統政策分析架構不同之處，在於它是特別針對規範基礎的分析，而非針對政策流程、規劃或評估方法等等，雖然在我們架構之中，可能也會需要參考這些資訊，但目的是要用以分析其規範基礎；它與現有其他公衛倫理分析架構不同之處，則在於融入了更廣泛的政治與正義面向，政治面向用以釐清政治權威之來源，正義面向則提供分析政策影響的實質內容。最後，這分析架構雖不是一個窮盡的規範檢驗項目清單，但對於我們所需要的初步分析心法練習來

說應該已經足夠了。

　　練習使用公衛政策的規範分析架構，目的在強化分析公衛政策背後規範價值預設的能力。我們認為，這個規範分析架構有助於釐清各個健康議題的形成脈絡、政治權威的來源、衝突爭論中的各種價值，最後幫助我們做出行動選擇：判斷現在的政策處境中，哪些方面與我們的倫理理念相符，也就是我們認為好的、值得過的生活，因而值得支持；而哪些方面又有所衝突，因此我們值得去挑戰，並在時機允許時做出改變。

　　在接下來的10個思辨中，本書將要進入各個實際公衛和健康相關議題的檢驗。這些議題包括被視為傳統公衛的主流議題，讀者可能相對熟悉，也有些（在臺灣）公衛界較少關注的議題，共通點在於，他們都是當代臺灣社會（以及，不誇張地說，甚至是全球社會）所迫切需要反思、討論、乃至於提出解方的問題。一起來看看政策規範分析架構能夠提供什麼不同的思考觀點吧！

※ 問題討論

1. 你來自哪個專業學科的背景？你知道這個專業的主要價值立場是什麼嗎？接受一個專業學科的教育，就必須同意其價值立場嗎？

2. 你可能已經發現了，本章討論內容，乃至於本書的政策分析架構，完全是以民主憲政國家為前提。單就公共衛生或健康醫療專業而言，民主政治一定是比較好的政治制度嗎？如果在不民主的政治體制中，對公共衛生政策來說，有什麼好處跟壞處？

3. 選擇一個你所關注的公共衛生議題，嘗試運用表 A-3 的規範分析架構來進行分析，評估與那個議題相關的公衛政策或介入，目前正遭遇哪些政治、倫理或社會不正義的難題？你認為應該如何改善？

參考文獻

Abbasi, M., Majdzadeh, R., Zali, A., Karimi, A., & Akrami, F. 2018. The Evolution of Public Health Ethics Frameworks: Systematic Review of Moral Values and Norms in Public Health Policy. *Medicine, Health Care and Philosophy, 21*(3), 387-402. doi:10.1007/s11019-017-9813-y

Childress, J. F., Faden, R. R., Gaare, R. D., Gostin, L. O., Kahn, J., Bonnie, R. J., Nieburg, P. 2002. Public Health Ethics: Mapping the Terrain. *The Journal of Law, Medicine & Ethics,* 30(2), 170-178.

Coggon, J., & Gostin, L. O. 2020. The Two Most Important Questions for Ethical Public Health. *Journal of Public Health,* 42(1), 198-202. doi:10.1093/pubmed/fdz005

Dershowitz, A. 2004. *Rights From Wrongs: A Secular Theory of the Origins of Rights.* New York: Basic Books.

Gostin, L. O., & Wiley, L. F. 2016. *Public Health Law: Power, Duty, Restraint (Third Edition).* Oakland, CA: University of California Press.

Marckmann, G., Schmidt, H., Sofaer, N., & Strech, D. 2015. Putting Public Health Ethics into Practice: A Systematic Framework. *Frontiers in Public Health, 3*(23). doi:10.3389/fpubh.2015.00023

Rousseau, J.-J. 1997. *The Social Contract and the Other Later Political Writings* (V. Gourevitch, Trans.). Cambridge: Cambridge University Press.

Schröder-Bäck, P., Duncan, P., Sherlaw, W., Brall, C., & Czabanowska, K. 2014. Teaching Seven Principles for Public Health Ethics: Towards a Curriculum for A Short Course on Ethics in Public Health Programmes. *BMC Medical Ethics,* 15(1), 73. doi:10.1186/1472-6939-15-73

Winslow, C. E. A. 1920. The Untilled Fields of Public Health. *Science, 51*(1306), 23-33.

Young, I. M. 1990. *Justice and the Politics of Difference*: Princeton University Press.

林子儀、葉俊榮、黃昭元、張文貞。2008。《憲法：權力分立》（第二版）。臺北：新學林文化。

背景介紹B

政策合法化：
民主政治的背景條件
Policy Legitimation:
The Settings of Democratic Politics

張紘綸、葉明叡、劉曦宸

摘要

　　多數的公衛議題或是爭議，最終需要某種形式的政策介入來加以改革。在進入後續的各個議題之前，本章介紹政策形成的「政策合法化」階段，也就是使一政策成為「合法」的程序、此程序發生的民意機構，以及過程中不同的政府部門與人民之間的角色與利害關係。本章亦討論政策合法化之後，其所鑲嵌的民主政治邏輯，不只要求政策有合法之法源基礎，也要求政策實施過程中維持合法性，故有立法與司法部門對行政部門的監督機制。

一、政策合法性與合法化過程

　　〈背景介紹A〉介紹了公衛政策的倫理分析架構，在界定好了政策要解決的公共問題，釐清各方倫理爭議和眾多備選政策方案（alternative），以及分析後得出可能的最佳倫理方案，並且把此問題推上改革議程以後，下一步就是要採取行動，將更好的改革方案正式制度化，加以推行實施。在公衛政策流程中，這個階段就是「政策採納」或「政策合法化」。在最抽象的層次而言，在民主國家，一個政策不論在倫理上有多正當，最終要能夠合法地推行，必須有人民主權（也就是民意）的授權，這是任何政策的政治權威的終極來源，政策的實施代表了人民的意志的實現，政策追求的目標，是人民想望的共同美好生活目標，也就是共同經營的「倫理生活」（ethical life）。當然，這些抽象概念之間的具體連結，有著千絲萬縷的利害關係，也有同時存在著的衝突目標和妥協，彼此之間的關係是多元、動態、多向的。總之，政策備選方案透過各式民主程序，代議制度、合議制度、不同政府層級、不同法源依據層級，成為正式制度的一部分，也就是最嚴格意義上的公共政策。

　　本章的目標就是在說明政策形成的「政策合法化」階段中，讓一政策成為「合法」的程序有哪些，其中不同的政府部門以及人民之間，分別扮演什麼角色、有什麼利害關係。政策合法化階段對於公共衛生研究與倡議者而言特別重要，不論我們透過如何堅實的研究、掌握了多少會危害或促進人們健康的證據，我們都需要透過某種形式的集體力量，將公衛研究上的發現轉變為公衛作為的實踐。憑藉著非政府組織（NGOs）、完全繞過公部門當然

是種可行做法，但不可諱言，當代不論國內外，絕大多數公衛實踐都有公權力參與其中，是健康政策的一部分，如果不能將公衛知識轉變為政策，並不會對人們的健康造成任何改變。瞭解政策合法化過程，能在政策改革倡議的過程中，辨識出哪些地方是可能的著力點，哪些組織是合作的對象，哪些關卡是無法推動的癥結，是公衛學生的必備知能。

　　本章第二節介紹能夠將政策合法化的環境，包括法律的基本結構，以及負責主要立法工作的民意機構。在臺灣，最高層級的民意機構為中央政府的立法院，在地方政府則有縣市議會、鄉（鎮、市）民代表會等，除正式立法部門之外，在行政流程當中，政府有時也會透過設置各種委員會，讓不同利害關係人參與政策制定或行政決策的過程，某種意義上也是提供了民意正當性的來源。

　　第三節則說明政策合法化的程序，主要就在立法院的立法程序進行介紹。但需要特別說明的是，所謂「政策合法化」，不代表所有政策都必須透過「法律」的形式來獲得合法性。除了透過立法成為法律或修訂現有法律以外，現在已經存在的法律也有許多條文授權給行政機關許多權力制定命令、規則、辦法等，這些也可以是政策的合法性來源，就不需要經過立法院或縣市議會審議。

　　政策合法化之後，政策的「合法性」仍需要持續維持，對此，負責實施政策的行政部門扮演重要角色。立法通過以後，通常僅有綱領性的規定，細節也是授權給主管機關去訂定辦法、施行細則等，以臺灣的通常情形而言，各個健康政策領域存在有許多這種由母法授權行政部門制定細節的情形，其過程之中，行政部門可能開設公聽會、溝通會、協調會等聽取民間團體人士意

見，也可能在一開始立法、修法時就將公民參與制度化成為決策機制一環。不只是行政命令，即使是在法律層級，許多公衛政策方案、法規草案，時常皆是由主管機關依其組織職權與專業職能提出，專業官僚（常任事務官）以及政治任命政務官（如部長）的幕僚團隊因此也都對政策方案的選定有深遠影響（想想看一個很鮮明的例子：規劃十年的長期照顧保險，為何在2016-17年之交轉向，改採用以稅收為財務基礎的長照2.0計畫）。整體而言，臺灣政府的行政權在包括衛生福利在內的許多領域，仍是相當獨大，本章第四節介紹立法部門如何透過預、決算的審議來監督行政部門。

在政策實施過程中引起的不滿，可能引起民意輿論反彈，民意影響政策的方式，有時是從政治上推動修法，有些案例中則透過司法部門，如向法院提起行政訴訟，甚至是憲法法庭（2022年以前為大法官釋憲）等。通過政策合法化、已經開始執行的政策，其合法性可能受到法院判決或憲法訴訟的結果而動搖，甚至可能完全失去合法性而必須修正或廢除，顯示政策形成和執行並非線性，而是循環和動態的過程。在健康政策領域之中，這種類型的監督方式較少出現，但仍有些著名案例，如1994年司法院大法官釋字第577號解釋認定《菸害防制法》強制要求菸品商標示尼古丁及焦油含量的規定不違憲，進而使對於菸品包裝及標示的相關法規及政策得以施行，以視覺化的方式警告使用者菸品的危害；1999年司法院大法官釋字第472號解釋，認定全民健保「強制納保」規定不違憲，此解釋文大大強化了如今我們認為理所當然全民納保的全民健保的正當性；2011年釋字第690號解釋，認定《傳染病防治法》所規定之「強制隔離」不違憲，使今後的防

疫工作仍有此最古老但也最有效的措施得以採用；2017年釋字第744號解釋，認定《化粧品衛生管理條例》的化粧品廣告「事前審查機制」限制人民（即化粧品廠商）言論自由逾越必要程度，違反憲法之保障，相關規定即刻失效，如此，衛生福利部（以下簡稱衛福部）與縣市衛生局就須採其他方式來管制化粧品廣告；2022年憲法法庭憲判字第19號判決，認可立法者有自由形成空間，可以決定健保政策強制納保的範圍與停保、復保規定。受限於篇幅，本章不繼續討論詳細機制與原因，總之，司法部門也有機制監督行政部門實施政策之合法性，影響甚鉅。最後，本章以討論一種「合法」但同時又「不合法」的政策情境作結。

二、政策合法化的環境

（一）法律的類型

　　在進入介紹立法程序之前，我們必須先釐清「法律是什麼」。廣義上來說，法律包括了支持整個憲政民主國家正當性的「憲法」、由民意機構通過制定的「法律」（包括中央的法律及地方的自治條例），以及由行政機關頒布訂定的「命令」，都可稱為規範人們生活，具有法基礎的法律；狹義而言，法律專指由立法院或地方議會經過一定的程序制定及公布的法律條文（李太正等2018）。另外法律還存在著「法律的位階」：憲法最高、法律其次、命令最低，若下位階的法律和上位階者相牴觸則無效，而如果發生牴觸有疑義或需要解釋憲法時，則由司法院大法官為之。

　　法律和命令都依其內容的特性而有不同的稱呼，在臺灣現行

的法律體系中，法律與命令的稱呼均依據《中央法規標準法》的規定。「法律」可定名為法、律、條例或通則，而由各機關法定職權或基於法律授權訂定的「命令」，則可依其性質定名為規程、規則、細則、辦法、綱要、標準或準則。表B-1呈現法律及命令的定名原則，並舉出若干例子。

表B-1、法律及命令種類說明

法律	說明
法	規定的事項有全國性、一般性或長期性的特質，例如：《民法》、《刑法》、《全民健康保險法》、《職業安全衛生保護法》等。
律	屬於戰時軍事機關特殊事項之規定者稱之，例如：已廢除的《戰時軍律》。
條例	規定的事項有地區性、專門性、特殊性或臨時性的特質，例如：《安寧緩和醫療條例》、《人體器官移植條例》、《管制藥品管理條例》等。
通則	規定的事項為同一類事項共通適用的原則或組織，例如：《地方稅法通則》、《榮民總醫院組織通則》等。

　　若某一個法律或命令是依據其他法律而生的，則前者稱「子法」、後者稱「母法」。母法一定先於子法制定，制定的內容多為原則性、基本性和一般性的規定，而子法補充母法的不足，規定具體性、細節性和個別性的事務。舉例而言，《全民健康保險法施行細則》依《全民健康保險法》第103條規定訂定、《全民

命令	說明
規程	規定機關組織、處務準據，例如：《立法院程序委員會組織規程》、《衛生福利部優生保健諮詢會組織規程》、《衛生福利部處務規程》等。
規則	規定應行遵守或應行照辦的事項，例如：《立法院議事規則》、《港埠檢疫規則》等。
細則	規定法律施行的細節、技術、程序等事項，或是就法律令做補充解釋，例如：《全民健康保險法施行細則》、《醫師法施行細則》、《安寧緩和醫療條例施行細則》等。
辦法	規定辦理事務的方法、權限或權責，例如：《全民健康保險醫療辦法》、《全民健康保險紓困基金申貸辦法》、《專科醫師分科及甄審辦法》等。
綱要	規定一定原則或要項，例如：《社區發展工作綱要》、《口腔顎面外科專科醫師訓練課程綱要》等。
標準	規定一定程度、規格或條件，例如：《社會救助機構設立標準》、《醫院評鑑及教學醫院評鑑收費標準》等。
準則	規定作為的準據、範式或程序，例如：《地方立法機關組織準則》、《腦死判定準則》、《食品安全管制系統準則》等。

資料來源：《司法院及所屬機關法制作業應注意事項》，案例由作者整理提供。

健康保險醫療辦法》依《全民健康保險法》第40條第2項規定訂定，因此，《全民健康保險法》即為此二法之母法。母法經過立法院完整的審查程序，理論上有最好的民意授權基礎，子法通常由母法授權主管機關（如衛福部）擬定，雖然依據《憲法》的規定主管機關所擬定子法需要經過立法機關的同意始可生效，但是在臺灣的立法實務上行政部門向立法機關提出所擬定的子法後，立法機關在大多數的情況下並不會進行實質審查或更動。另外，在行政部門擬定子法的過程中需依據《行政程序法》的規定在政府公報上發布草案或是舉辦說明或聽證會來搜集公眾意見，但實務上行政部門仍掌控子法的最後內容，故行政部門本身所主張的政策意向也在此階段更為明顯表露，因此雖然說是政策的立法階段，行政部門對其也有相當影響力。

（二）立法院

　　依據現行的《憲法》及《憲法增修條文》，臺灣最高的立法機關為立法院，負責代表人民行使立法權、制定法律，同時也可提出憲法修正案、領土變更案、正副總統罷免、彈劾案與補選副總統，亦有議決法律案、預算案、戒嚴案、大赦案、宣戰案、媾和案、條約案、追認總統緊急命令及國家其他重要事項之權。開會時，可邀請政府人員及社會上有關係人員到會備詢。[1]立法院是

1　立法院只有委員會（包含以全院委員為成員的全院委員會）可以邀請社會上有關係人員（《憲法》第67條第2項），且程序上僅限於委員會主辦的公聽會時可以邀請。但是在第八屆國會開始，這樣的規定常常不被各委員會召集委員遵守。院會則僅有總質詢可以邀請政府官員列席（《憲法》第71條、《憲法增修條文》第3條第2項第1款以及《立法院職權行使法》第4章）。

完成多數政策合法化的民意機構。以下介紹立法院的組織，以及
立法院主要的工作內容和運作方式。

（1）立法院的組織架構

　　臺灣在修憲廢除國民代表大會後，立法院成為單一國會，其
組織可分為兩部分，第一部分為院內行政及立法支援單位，包括
祕書處、議事處、公報處及法制局、預算中心等單位；第二部分
為各委員會，尚分為常設及特種委員會兩類。根據《立法院組織
法》，常設委員會有八個，分別為內政、經濟、教育及文化、司
法及法制、外交及國防、財政、交通、社會福利及衛生環境；特
種委員會有四個，分別為程序委員會、紀律委員會、修憲委員
會、經費稽核委員會（如圖B-1）。依《立法院各委員會組織法》

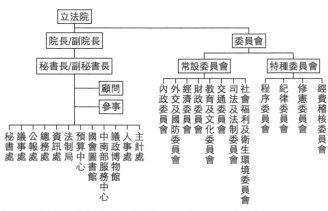

圖B-1、立法院組織架構

資料來源：立法院全球資訊網（立法院 2020），由作者重製。

規定，各常設委員會在每會期首次會時重新組成，委員會席次至少13席、至多15席，一個委員以參加一個常設委員會為限，委員會內的各黨團委員席次原則上以政黨比例分配，主要政策法案都是在常設委員會中完成審議，各常設委員會負責審查的議案內

表B-2、立法院各委員會的議案內容

各委員會	議案內容	議案舉例
內政委員會	審查內政、選舉、蒙藏、大陸、原住民族、客家、海岸巡防政策及有關內政部、中央選舉委員會、大陸委員會、原住民族委員會、客家委員會、海洋委員會掌理事項之議案。	《災害防救法》部分條文修正草案
外交及國防委員會	審查外交、僑務、國防、退除役官兵輔導政策與宣戰案、媾和案、條約案、戒嚴案及有關外交部、僑務委員會、國防部、國軍退除役官兵輔導委員會掌理事項之議案。	《殺傷性地雷管制條例》草案
經濟委員會	審查經濟、農業、經濟建設、公平交易、能源、科技政策及有關經濟部、農業委員會、國家發展委員會、公平交易委員會掌理事項之議案。	《農民健康保險條例》部分條文修正草案
財政委員會	審查財政、金融政策、預算、決算、主計、審計及有關財政部、中央銀行、金融監督管理委員會、行政院主計總處掌理事項之議案。	《菸酒管理法》部分條文修正草案

容如表 B-2 所示。特種委員會之中，則以負責排定院會議程的程序委員會角色最為關鍵，因其可掌握法案及議案的進展速度。

在正式編制的行政單位及議事單位外，立法院亦有由立法委員依照議題組成國會次級團體或是問政小組。這些次級團體不

各委員會	議案內容	議案舉例
教育及文化委員會	審查教育、文化政策及有關教育部、文化部、國立故宮博物院、行政院新聞傳播處、中央研究院、國科會、行政院原子能委員會掌理事項之議案。	《核子事故緊急應變法》部分條文修正草案
交通委員會	審查交通、公共工程、通訊傳播政策及有關交通部、公共工程委員會、國家通訊傳播委員會、國家運輸安全調查委員會掌理事項之議案。	《道路交通管理處罰條例》第 35-1 條文修正草案
司法及法制委員會	審查民事、刑事、行政訴訟、懲戒、大赦、機關組織、研考與有關法務部、行政院研究發展考核委員會（現併入國家發展委員會）、行政院人事行政總處掌理事項及其他不屬於各委員會審查之議案；國營事業機構組織之議案應視其性質由有關委員會主持。	《公務人員保障法》部分條文修正草案
社會福利及衛生環境委員會	審查衛生、環境、社會福利、勞工、消費者保護政策及有關衛生福利部、行政院環境保護署、勞動部、行政院消費者保護處掌理事項之議案。	《公共衛生師法》草案

資料來源：議案舉例資料由作者整理自第 10 屆第 1 會期前立法委員審查完竣之法律案。

享有法律上的任何地位，但其以議題為主並且跨黨派的特色，常成為與非政府組織與利益團體交流的對口，並在各項政策議題上有一定的影響力。在與衛生政策有關的國會次級團體有厚生會、永續發展促進會、聯合國永續發展目標策進會、國際人權促進會等。

（2）立法院的運作

立法院並非一整年的時間都在開會，而是在特定的「會期」期間之內活動（羅傳賢 2012）。立法院依據《憲法》及《憲法增修條文》之規定採一年兩會期制，由立法院自行集會，第一次是二至五月、第二次是九至十二月，必要時可延長會期的時間，或者在會期之外召開臨時會。在實務上，當立法院在會期內無法將重大議案審議完竣時，甚少延長會期時間，多數透過委員提議召開臨時會的方式加開會議24小時不間斷處理議案，這也形成了每年兩次新聞媒體報導「立院挑燈夜戰」的特殊景象。立法院院會每一次開會的議程由程序委員會排定，程序委員會的職掌是處理所有院會及議事程序相關問題，負責審定各種提案的程序是否完備、內容是否符合立法院職權，也負責處理有關議案的合併、分類及次序變更等問題，並對政府或委員提案討論及政黨或立法委員個人質詢做時間分配。各委員會審查完竣之議案，也須再送回程序委員會，由程序委員會安排議程，排入討論事項。就開會頻率而言，程序委員會每週應舉行例會兩次，必要時也可舉行臨時會議，目前在實務上因應院會與每週二及五舉辦，程序委員會則於週一及週四舉行。

在立法提案方面，程序委員會審定的案件，提報院會朗讀

標題後（亦即一讀程序），就會交付給相關的常設委員會審查，
而各委員會也可審查人民請願案件，且會於每個會期開始時，邀
請相關部會做業務報告並備質詢。各常設委員會開會時，由二名
召集委員以週為單位輪流擔任主席。依據議事慣例，院會交付委
員會審查的各項議案，若需要分多次會議進行審查，則每次會議
均會由第一個排入議案的召集委員擔任主席，進而使該名召集委
員擁有主導該議案進度的權力。這也是委員會召集委員「爭搶排
案權」的原因。依據法規，召集委員可在院會日期外隨時召集會
議，且除了審查提案或請願書、聽取業務報告及質詢之外，召集
委員亦可邀請該委員會各委員共同擬定該會期的立法計畫，必要
時也可邀請相關院、部、會人員列席說明，然而實際執行狀況似
與法規規範頗有差距。在實務上，只要在不超出憲法及立法院職
權行使法框架，立法委員針對議事日程、議事程序與會議內容的
變更或運作均屬於國會自治的範疇。國會自治主要體現於立法院
「國會五法」[2]、議事慣（先）例以及立法院院會所議決的各項內規
上，其中《立法院議事規則》、議事慣（先）例及內規不是憲法
亦不是法律，但其是立法院行使其職權的重要輔助，也是國會議
事堂上多方角力的「遊戲規則」（許宗力 1989）。

（3）立法委員的選任與職權

　　根據《憲法增修條文》，立法委員自第七屆（2008年）起，
依各直轄市、縣市人口比例分配，並按應選名額劃分同額選舉

---

2 所謂國會五法是除憲法外，影響立法院運作與立法委員行使職權的五部法規，分別
　是《立法院組織法》、《立法院各委員會組織法》、《立法院職權行使法》、《立法
　委員行為法》與《立法院議事規則》。

區，選出區域立委73席（每縣市至少一席），區域立委選區每十年會依照人口普查結果進行調整；除了區域立委，選民也可另外依政黨名單投票，由獲得5%以上政黨選舉票的政黨，依得票比例選出不分區立委34席，且各政黨當選名單中婦女比例不得低於二分之一，此即為通稱的「單一選區兩票制」。另選出平地原住民及山地原住民各三人，共113人，任期四年，連選得連任。

　　立法委員的職責包括議案的審議、聽取總統國情報告、聽取政府施政報告及質詢、行使同意權、處理覆議案和對行政院院長的不信任案、提出對正副總統的彈劾案或罷免案、審議正副總統罷免案、審查行政命令、處理請願文書、舉行委員會公聽會及自行舉辦公聽會等。在質詢的部份，行政院有向立法院提出施政方針及施政報告之責，也必須對立法院提出下一年度的預算案，相對地，立法委員可以對行政院院長及各部會首長的施政方針、施政報告、預算等事項提出口頭或書面質詢，其中口頭質詢以即問即答的方式進行；「同意權」是指同意總統提名的監察院正副院長、監察委員及審計部審計長、司法院正副院長及大法官、考試院正副院長及考試委員與各個獨立機關委員[3]等的任命；委員會公聽會的主題僅限於院會交付的議案，可邀請政府人員及社會上有關係人員出席表達意見，出席人員應依正反意見的比例，並由立法院各黨團所提的名單進行邀請，並以不超過15人為原則，應邀出席的人員除非有正當理由，否則不可以拒絕出席。至於議決議案的三讀會議及覆議等項目，將於下節法律制訂過程中說明。

3　依據《中央行政機關組織基準法》第21條規定，需要由立法院行使人數同意權的獨立機關目前有：中央選舉委員會、公平交易委員會、國家通訊傳播委員會、國家運輸安全調查委員會、不當黨產處理委員會。

另外，立法委員亦可以單獨、共同或以黨團名義自行舉辦公聽會。這類型的公聽會的主題不限於立法院正在審議的議案，而且邀請的名單不需要顧慮到正反意見與黨派之比例，所以成為立法委員針對各項議題及潛在法案搜集公眾意見的重要管道，亦是大眾最為熟悉的公聽會種類。同時，此類型的公聽會也成為非政府組織與利益團體遊說立法委員採納其意見的平臺。然而，在此類公聽會中行政部門並不被強制出席，所以有時會遇到行政部門不配合出席的狀況。

（三）地方議會

依照《地方制度法》，各級地方政府設置直轄市議會、縣（市）議會、鄉（鎮、市）民代表會會議，亦有議會職權與會期等相關規定，在此不詳述，總之，地方議會亦有權制定地方自治法規，作為推動衛生政策的政治基礎，這也是一種政策合法性的來源。如臺北市即有制定《臺北市公共場所母乳哺育自治條例》（2009年），其時間甚至還早於中央制定的《公共場所母乳哺育條例》（2010年）。但因地方性的自治法規在法律的位階上低於中央所制定的法律與命令，且需要經過中央機關的核定或是備查才得以生效，使得地方政府在透過自治法規推動衛生政策時有所限制。如臺中市制定《臺中市公私場所管制生煤及禁用石油焦自治條例》（臺中市政府 2016）就由行政院函告因抵觸中央法規《空氣污染防制法》而失效（李麗莉 2020；請見本書思辨8之討論）。

（四）其他「民意」機構

除了中央的立法院與地方議會以外，在行政部門內部，也時

常設有各式大小針對特定議題的專門委員會會議，將政府部門以外的社會重要部門，諸如專業團體、有重大利害關係之團體等，納入政策制定甚至例行行政流程中。這些委員會的設置，多為依照法律的要求所設置，其功能主要是納入專業意見，以及納入不同利害關係者的考量，有些時候，這種委員會議制也可以讓行政機關找到所謂專家學者或社會賢達人士來為政策背書，反倒可以作為一種回應不同於施政方向的民意的正當性基礎，從而降低施政的阻力。

　　以全民健康保險政策為例，《全民健康保險法》第41條規定：「醫療服務給付項目及支付標準，由保險人與相關機關、專家學者、被保險人、雇主及保險醫事服務提供者等代表共同擬訂」，於是另有制定《全民健康保險藥物給付項目及支付標準共同擬訂辦法》，規定「共同擬訂會議」的開會規則，以及各方代表在會議中的組成、任期、自我利益揭露等細項規則，並明訂得邀請相關專家、病友團體代表列席表示意見等。研擬健保給付項目及支付標準是健保最核心、影響最重大的政策之一，但其內容之專業、牽涉層面之龐雜，難以事前訂定好法律或辦法加以具體規定，勢必只能以法律授權給行政部門去做，即使是交給行政部門，作為業務單位的中央健康保險署，也不可能有足夠行政能量去了解每一項藥品或醫療處置的專業細節、最新科技發展，甚至市場狀態，因此透過共擬會議來補足這個部分。如此，作為主管機關的衛生福利部最終在做出健保給付與支付的相關決定時，也有所憑據，雖然衛生福利部最終仍握有核定與否的權力，但在決定的過程之中，又已經將這些團體的意見納入考量，若沒有十足的理由，衛生福利部通常會尊重共擬會議的決定。

　　這種委員會議制的決策，究竟多大程度上能夠反應民意？這其實是一個很弔詭的問題。當然，比起什麼都沒有、健保署直接做出給付與支付決定，有共擬會議作為審議機制的一環，其決策的爭議可能較小、引起較少反彈，因此讓政策較具有合法性；但另一方面，這些被選為會議代表的委員們，是怎麼被選出的？他們又真的能夠代表其所屬利害關係人到什麼程度？更遑論代表非利害關係人的一般民意？甚至可以思考，「一般民意」和做為「健保被保險人（也是涵蓋99%的全民）的意見」，是一樣的嗎？

　　在衛生福利領域，這些委員會議機構通常都是已經有現成的法律基礎，依照法律來開會、做其權限範圍之內的決定，他們並不是立法機構，他們對於政策合法化的關係，不在於將某個政策變為合法，而是比較接近於持續維持政策的合法性、使政策實施不至於與社會大眾的期待相距太遠，而失去其權威。從宏觀層面而言，這種委員會議制是一種政策合法化之後的自我修正程序。

三、政策合法化的程序

　　本節以中央立法為例，介紹須經由立法院經立法程序通過、由總統公布的「狹義的法律」如何制定。而在此我們所謂的「立法程序」也採用狹義的定義，意即專指法律案的制定程序，而非廣義而言立法機關行使同意權、議決法律案及預算案等議案和質詢等所有立法院職權的程序（羅傳賢 2012）。

　　根據《立法院職權行使法》第7條的規定，法律案、預算案應經三讀會議決（其他經二讀會議決），因此這兩類議案的審議，須經過「提案」、「程序委員會」、「一讀會」、「審查會」、

「二讀會」、「三讀會」的完整程序。預算案的部份我們下節再做詳細的介紹，本節要介紹的法律案，在完成三讀程序、通過決議後，會交由總統公布施行，或由行政院移請立法院覆議（如圖B-2）。以下，就各立法程序做簡單的介紹。

（一）提案

　　法律案的提案可由政府機關、立委、黨團或由人民請願提出。根據《憲法》第58條及第87條，行政院和考試院有提案權，不過，依照大法官的解釋（釋字第3號及第175號），監察院

圖B-2、立法程序圖

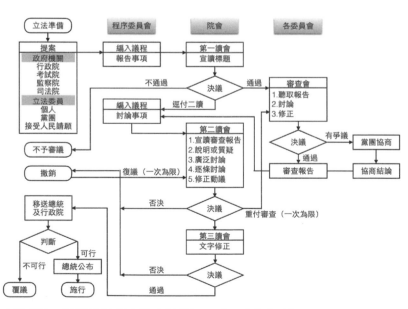

資料來源：立法院國會圖書館（立法院2020），由作者重製。

及司法院也可就職掌提出法律案；《立法院議事規則》規定黨團或15人以上立委連署即可提法律案；人民請願的文書經院會審查後也可成為議案。當然在法律案提案前會先有立法準備的動作，也就是為達到某一目的而著手草擬法案。然而，雖然各政府機關、立法委員（黨團）及民眾團體（請願）都可以提出法律案，可是因為行政機關對其執行的業務較為熟稔，也有較強的專業優勢，所以大部分法律案的起草會是由行政權提出，行政院版的草案的內容，也較容易成為法律（林子儀等 2008；羅傳賢 2012）。另外，在實務上，立法委員在審查一項法案時，也存在「等候行政院提出版本後再繼續審議程序」的議事慣例，更加體現行政機關在法案提出上的優勢。

　　當行政院為施行某一政策開始規劃草擬法案時，通常會先諮詢專家學者及利益團體的意見，然後藉由每個會期行政院長要向立法院做施政方針報告，或是各部會首長在各委員會做施政計畫和預算案報告時，試探立法委員對該法律案的支持程度；另外，執政黨通常也會在該黨的政策協調會中，讓行政部門首長和該黨立法委員溝通、討論，有共識後才會進而向立法院提案（羅傳賢 2012）。法律案的提出應已是法律草案，以書面呈現，並要附上條文和立法理由，且不可以臨時提案的方式提出。

（二）程序委員會

　　如前所述，程序委員會的職責就是在安排院會的議程，以及建議院會如何處理各個議案。法律案提出之後會先進入議事處由祕書長編撰，記載開會的年、月、日，分列報告事項、討論事項等項目後，再連同提案全文審查報告和關係文書，一起送交程序

委員會審定後付印。因為程序委員會的議席是以政黨比例分配，所以當一個議案不為國會多數黨所接受時，便有極大的可能性不被編入院會議程而喪失接受審議的可能性，如2014年涉及基因改造食品管制的《食品衛生管理法》部分條文修正草案即是因為多數黨的反對未能排入議程。

（三）第一讀會

　　當議案第一次進入院會，首次宣讀介紹提案稱為「一讀」；讀，就是宣讀的意思（羅傳賢 2012）。法律案送至程序委員會排入議程後，提報院會由主席將議案的標題宣付朗讀，再交付相關委員會（常設委員會）審查。但若院會中有出席的委員15人以上或黨團反對交付審查，該議案便會被院會退回程序委員會重新提出，如有關建立非核家園的《環境基本法》第23條條文修正草案在第八屆國會中被院會退回程序委員會六十多次（立法院2015）。另外，若有出席委員提議並有20人以上的連署或附議或者黨團提議，經表決通過後，也可略過「審查會」逕付二讀，如第九屆國會中有關財團法人醫院經營的《醫療法》第35條修正草案（立法院 2016）。不過，站在法律案的審查應該要嚴謹周密的立場，逕付二讀宜儘量少用，才不至於因忽略細節而在立法後出現問題（羅傳賢2012）。

　　議案要交付哪一個或是哪些委員會審議，是由議事處根據各個委員會的法定職掌範圍進行建議並由程序委員會與院會認可。與議案是否交付審查相同，在院會中出席委員或是黨團亦可提議並經表決通過來更改交付審查的委員會或是交由多個委員會聯席審查。不過，此狀況大部分是基於原本被交付審查的委員會的請

求，如第九屆第二會期的社會福利與衛生環境委員會在審查行政院提出的《長期照護服務法》部分條文修正草案時，因該草案涉及與課稅相關的法律規定，而請求院會改交由該委員會與主管課稅的財政委員會聯席審查（立法院 2016a）。

（四）審查會

在法律案交付給各委員會後會進入實質審查的程序，可分為兩個階段，大體討論與逐條審查，「大體討論」主要是在聽取議案的旨趣說明和詢答，也就是請提案的機關或委員先行就立法的目的及內容作說明，此時除了可邀請相關院、部、會的人員或社會上有關係的人員列席會議說明事實或發表意見，也可在立法政策詢答後，另外舉辦公聽會討論提案內容（立法院 2016b）。

第二階段是「逐條審查」，也就是在法律案旨趣說明及詢答之後，對於法律草案的每一個條文都加以討論，確認文辭的使用、增刪或修正條文內容，最後將決議過程做成審查報告提交院會（羅傳賢 2012）。在這個審查會中僅有屬於該委員會的委員可以針對法律草案提出修正，但非屬該委員會的委員亦可透過與該委員會委員共同提案的方式提出修正。若議案遇到爭議事項，可由審查會出席委員提議或主席裁示進行投票議決。另外在實務上，審查會主席在遇到爭議事項時，常以裁示「休息」的方式暫停會議，使出列席委員與官員有充分的時間進行溝通並解決爭議，這樣做法的缺點是在此時間內進行的討論並不會被列入議事紀錄中而無從確認內容。若爭議事項在審查會上無法解決，主席便會裁示該條文保留交付協商。

在審查會中，出席委員除了提出修正動議外，也可以針對與

法案相關的事項提出附帶決議，用於要求該法案的主管行政部門擬定特定的政策或法規命令。作為法律案的附加事項，附帶決議對於行政部門具有一定程度的拘束力。例如2018年立法院三讀通過的《毒性及關注物質管理法》附帶了八項附帶決議，其中第四項便要求主管該法規的行政院環境保護署在法律公告後的一年內加強學術機構內的管理委員會功能，並修正《學術機構運作毒性化學物質管理辦法》（立法院 2019），而主管行政部門也於2020年底依據附加決議修正了該法規命令（行政院 2020）。

　　審查會作為健康政策合法化的重要環節，在審查會中進行逐條審查的過程常因議案涉及的條文及版本眾多而曠日廢時。例如《空氣污染防制法》在2017年進行全文修正時便有58個版本進入審查會，負責審查的社會福利及衛生環境委員會經歷了五次委員會會議、兩次委員會公聽會才完成逐條審查（立法院 2017，2018a，2018b，2018c，2018d，2018e）。

　　為協商議案或解決爭議事項時，可以由院長或由各黨團向院長請求進行黨團協商。協商會議由院長主持，院長、副院長及各黨團負責人或黨鞭（或稱總召）出席參加，會議中全數的各黨團代表達成共識後簽名作成協商結論，如果協商結論和審查會決議或和原提案條文有明顯差異時，就要由提出修正的黨團或提案委員以書面方式附具條文及立法理由，之後進入院會宣讀並列入紀錄後，一併刊登於公報；根據《立法院職權行使法》規定，倘若議案交由黨團協商超過一個月仍無法達成共識，就由院會「定期處理」（訂定一個日期來進行處理）也就是以表決方式完成法案的審議。這一個月也被稱為「協商冷凍期」，設立冷凍期的目的是避免立法院多數黨利用其議席優勢以表決方式通過法案或議

案，並給予少數黨表達意見的機會。

（五）第二讀會

　　逕付二讀、經各委員會審查或協商後的議案，會回到院會進入第二讀會的程序。第二讀會由三個部分組成：宣讀議案內容與決議、廣泛討論、逐條討論。在宣讀議案的部分，議事人員會朗讀議案的審查會通過的所有條文、附帶決議、協商決議與各黨團、委員所提交的修正動議。接著，院會將會就委員會的審查意見、協商結論或原案要旨作廣泛討論，此時若有出席委員提議、15人以上連署或附議，經表決通過後可重付審查或直接撤銷；廣泛討論後，經黨團或出席委員十人以上連署或附議可提出修改條文或附帶決議的「修正」動議，修正動議應連同原案未提出修正的部分先付討論，另可針對修正動議內容再次提出修正動議；另外，在討論的次序上與原案差異越大的動議會越先被討論，若無差異大小，則先提案者先討論。

　　進入逐條討論後，若還只有通過部分條文、尚未完成全數條文的討論，可由出席委員提出對立法原旨的異議，經25人以上連署或附議並表決通過，再將全案重付審查（以一次為限）；被否決的議案，則可由未曾發表反對意見的委員，在原案表決後、下次院會散會之前提出部分或全案的「復議」動議，復議的條件除須提出不同的理由外，還須有20人以上的連署或附議，且復議動議表決後就不能再提出復議動議。不過，為了避免重複審查、撤銷或復議造成立法時程冗長，大部分的議案都會先在黨團協商中做充分地溝通、達成共識，以利議案在二讀會時能順利通過（羅傳賢 2012）；而對於原審議不須黨團協商的議案，在第二讀會時

如果有出席的委員提出異議、十人以上連署或附議，也可先進入
黨團協商會議，這類院會議案的黨團協商，就由該議案的院會說
明人（主持審查會的召集委員或該由該委員會推派之委員）所屬
之黨團負責召集，通知各黨團書面簽名指派代表二人參加，提出
異議的委員，也可向負責召集的黨團以書面簽名推派二人列席協
商說明，協商會議的主席亦由該案院會說明人擔任。

（六）第三讀會

　　經過二讀的議案會在下一次院會時進入三讀，不過如果有出
席委員提議、15 人以上連署或附議，經表決通過後也可接續進行
三讀。在第三讀會中，除非發現議案的內容有互相牴觸，或與憲
法、其他法律相牴觸，否則只作文字修正，並在最後將議案全案
付表決。法律案在三讀之後也可提出部分或全案的復議，復議的
方式與第二讀會時相同；而未在當屆完成決議的法律案，自第四
屆（1999 年）起採「屆期不繼續原則」（羅傳賢 2012），於下屆
不予繼續審議，將會從提案的步驟從頭來過。

（七）覆議、公布及施行

　　根據《憲法》的規定，通過決議的法律案，由立法院移送總
統及行政院，總統應於收到後十日內公布，公布後，若法規有明
定自公布或發布日施行，則自公布或發布日起算至第三日起發生
效力；若法規特定有施行日期或授權以命令特定施行日期，則自
特定日起發生效力。但《憲法》也規定：若行政院認為立法院所
決議的法律案有窒礙難行的狀況，可在總統核可後，於該決議案
送達行政院十日內移請立法院覆議。覆議案不須經由討論即交全

院委員會就是否維持原決議予以審查；全院委員會審查時，立法院可邀請行政院院長列席說明；審查後，應於行政院送達15日內提出院會以記名投票表決；若是逾期仍未作成決議，則原決議失效。

　　最後，在立法過程中，有「附議」、「復議」、「覆議」三項同音的詞彙，特此解釋：「附議」是提案或動議之後「附和」這項意見；「復議」是要求「回復」再討論一次；「覆議」是希望「重覆」再決定一次。

四、政策合法化之後

　　法律制定，政策上路，政策合法化的過程就結束了，但政策的合法性仍然需要維持，也會持續不斷受到挑戰。我們怎麼知道行政部門真的有按照當初立法時的構想，來推動那個被人們認可為合法的政策呢？如果行政部門刻意曲解法律或不積極作為，能怎麼辦？立法部門最主要的兩項任務，除了立法，還有監督行政部門。我國現行的體制偏向雙首長制，也就是總統由人民直選、直接對人民負責而不對國會（立法院）負責，但總統所派任的行政院院長所率領的內閣，卻要對國會負責，國會雖然沒有內閣首長（行政院院長）的同意權，卻可以提出不信任案要求內閣首長去職。根據《憲法增修條文》的規定，行政院要向立法院負責所以必須對立法院提出施政方針和施政報告，另外立法委員在開會時，有向行政院院長及行政院各部會首長質詢之權。施政方針與施政報告是在每個會期開始時，由各委員會邀請相關部會報告並備質詢，而另外一項很重要的項目，則是財政權上的制衡。

　　財政權分為預算、決算和審計（林子儀等 2008），依我國政府的架構，立法僅有議決行政部門預算的權力，決算及審計則交由行政部門及監察院執行。依據《憲法》規定，行政院於會計年度開始三個月前，應將下年度預算案提出於立法院，也就是每一年的十月以前，要將下一年的年度預算提出給立法院；至於決算，中央主計機關應於會計年度結束後四個月內將總決算提出給監察院，送達後三個月內審計長要完成審核並編造最終審定數額表，將審核報告提出給立法院，而在會計年度中，審計長也要在政府提出半年結算報告後一個月內完成查核，並將查核報告提出給立法院。所以，每年立法院下半年度會期（九至十二月）重要的議案，即是行政院提出的預算案。預算案的審議程序與前述法律案相同，也需要經過三讀，且《憲法》規定立法院對於行政院所提預算案，不得為增加支出之提議；當立法院審議總預算案時，行政院長、主計長及財政部長須列席並分別報告施政計畫及歲入、歲出預算編製的經過，若有預算案被否決需要復議，原則亦與法律案相同。

　　立法院審查中央政府總預算的職權對於健康政策合法化亦十分重要，在院會聽取施政報告與預算編製過程並進行質詢後，預算將會依照所屬部門分配給各負責委員會進行實質審查。雖然與健康政策相關的預算大多由社會福利及衛生環境委員會負責，但因涉及的特定身分人群或是議題的預算會由不同委員會審查，所以與健康相關的預算遍及各個委員會，例如，若政策涉及軍人健康交外交及國防、涉及公務員交司法法制、涉及農漁民交經濟、涉及學童交教育及文化、涉及原住民交內政、涉及事故安全交交通、涉及稅收挹注交財政委員會。

預算審查在進入委員會審查後，各個立法委員會針對自身關心之議題提出預算提案。透過預算提案來影響政策的擬定，可以說是立法委員影響政策最有力的工具。這些提案分為可同時對歲入與歲出提出的刪除案、刪減案、凍結案及主決議，以及針對歲入提出的增列案。這五大類提案均可以針對行政部門下年度的健康政策產生形塑的作用。也因此在無法或難以利用立法進行改善的健康議題，立法委員們會透過審查預算的過程以提案的方式來與行政部門進行協商或要求進行改善。

在五類提案中，可以直接影響預算科目的「刪除案」是對行政部門影響最大的類型，刪除科目等於將行政部門的該項施政計畫刪除，代表立法部門完全不支持行政部門執行該項施政計畫，在刪除後行政部門將不可執行該項計畫，也不可轉移其他計畫的預算執行該計畫。而「刪減案」與「增列案」，則代表立法部門不認同行政部門就某個施政計畫及收入項目所匡列的金額。

「凍結案」則代表立法部門認為該項施政計畫有執行之必要、對匡列金額亦無意見，但對於施政計畫的執行細節有意見，所以暫時凍結該計畫的部分或全部預算，要求行政部門針對細節進行特定改善並向立法院進行報告後才能動用該項計畫下預算。例如立法院針對衛生福利部處理受僱醫師納入勞基法此項政策的執行狀況不滿意，進而凍結預算，並要求衛生福利部在完成改善後向立法院提出報告，獲同意後才能動用被凍結預算（衛生福利部 2020）。

「主決議」則較為特殊，該類型的提案在法規上並不存在，其對於行政部門的拘束力也一直有爭議（黃耀生 2006），但不可忽略的是立法院各委員會在審議預算時時常使用主決議來處理不

適宜提出另外四類提案的預算議題，所以該類提案也成為影響政策合法化的一類立法院議案，而行政部門也會在依據各項主決議所定的期限向立法院提交主決議的執行狀況報告，並將執行結果列入次年度的提交立法院的預算書中（衛生福利部 2020）。

　　立法院必須在會計年度開始一個月前（前一年度的十二月前）議決總預算案，並於會計年度開始15日（每年1月15日）前由總統公布；如果行政院對決議的預算案有窒礙難行之虞，也可經總統核可後移請立法院覆議。另外，立法院在議決總預算案時可作成附帶決議，行政單位應該參照辦理。但實務上，立法院甚少在會計年度開始前完成議決下年度中央政府總預算，此時中央政府各部門將依照預算法的規定，以上年度預算實際執行數額進行動支，但若是新年度才開始的計畫則不能動支需要等待總預算完成審議，也因為如此，臺灣的中央政府並不會因為下年度預算未通過而導致中央政府「關門」。

　　審計部所提出的審核報告則須在送達立法院後一年內完成，立法院在審議時審計長應答覆質詢並提供資料；必要時，也可通知原編造決算的機關列席備詢或提供資料；若立法院未在一年內完成審議，即視為通過，通過後，再送交監察院咨請總統就非祕密部分予以公告。

五、「合法」但不合法／不正當的政策

　　有沒有可能出現一種情況，某個政策是「合法」（legal）但「不合法」（illegitimate）的？由於漢字的同字多意義特性，會出現這種看似弔詭的問題。本章所討論的政策合法性（legitimacy）

以及合法化（legitimation），並不限定於合於法律的合法（legal），
而是較為廣泛的指涉一個政策的正當性（legitimacy）。一個經過
狹義合法化（legalization），通過立法、行政程序完備而實施的
政策，仍可能因為盡失民意而失去其正當性，民意正當性為民主
國家人民主權的一種表現形式，理論上為最終所有共同決策的政
治權威及正當性來源，一個「合法」但「不正當」政策，雖然行
政部門可依其合法性堅持「依法行政、謝謝指教」（這確實也是
行政部門的義務），領導行政部門的政治團隊，或是在立法院的
政治團隊，通常有其他誘因進行變革，以滿足其對於民眾的政治
課責（accountability），如此，政策備選方案的擬定與政治合法
化的整組流程可能會重新再跑一遍。

　　或許我們會聽到許多精英人士抱怨（可能我們自己也常忍
不住抱怨），認為這是虛耗、浪費資源、盲目民粹、「不尊重專
業」等，並進而抱怨民主政治沒有效率，但這個特性恰好也顯示
了民主政治的一項優越之處，「輪流統治與被統治」（to rule and
be ruled in turn），民主政治是一群人自我治理的一種政治制度，
而不是由一小群人統治另一群人的制度，群體意志的展現，以及
群體意志作為政策否決點、政治合法性的最終判斷標準，雖然可
能無法在最短時間之內作出最有效率的決策，但它界定了何謂效
率、資源應該如何分配，也預防了偏狹的利益和定義施加於所有
人身上，這是無法由專業、科學或宣稱掌握了這兩者的精英們單
獨回答的問題，也因此，政策的合法性總是處於浮動的、持續的
狀態。

※ 問題討論

1. 以個人或小組為單位，選擇一個正在實施中的公衛政策，辨識該政策實施的法源依據（可能是一部新制定的法律，或是既有法律的某次修正案），查找國會圖書館與其他來源的資料，找出該政策合法化過程中的主要利害關係人，列出支持者與反對者。

2. 以個人或小組為單位，選擇一個在政策合法化過程中失敗的公衛政策改革提案，找出該政策合法化過程中的主要利害關係人，並分析改革失敗主要關鍵因素為何。

3. 根據《憲法》規定：公共衛生政策屬於中央制訂項目，而非地方自治項目。2021年，政府要開放可能含有萊克多巴胺的美國豬肉進口至臺灣，有些縣市政府擬制定限制萊克多巴胺含量的法律，更嚴格地控管進口美國豬肉可能會帶來的食安問題。面對地方與中央在政策合法化的爭議，作為一位倡議者（或是利害關係人）你認為該如何解決？請問你覺得為萊克多巴胺的濃度制定更嚴格限制的地方法是合法的嗎？

4. 以個人或小組為單位，選擇一個已實施多年的公衛政策，查找該政策的歷年預、決算書，歸納其預算的變化趨勢。

5. 有沒有一個你覺得是「合法但不正當」的公衛政策？請說明你的理由。

參考文獻

立法院。2015。《立法院公報》，104卷98期，1-42。

立法院。2016a。《立法院公報》，105卷82期，1-356。

立法院。2016b。〈社會福利及衛生環境委員會會議舉行「醫師適用勞動基準法之具體時程」公聽會會議紀錄〉。

立法院。2017。《立法院公報》，106卷29期，133-298。

立法院。2018a。《立法院公報》，107卷25期，139-240。

立法院。2018b。《立法院公報》，107卷36期，251-531。

立法院。2018c。《立法院公報》，107卷40期，197-257。

立法院。2018d。《立法院公報》，107卷40期，259-316。

立法院。2018e。《立法院公報》，107卷96期，271-500。

立法院。2019。《立法院公報》，108卷1期，347-348。

立法院。2020。〈組織圖〉。取自 https://www.ly.gov.tw/Pages/Detail.aspx?nodeid=158&pid=7

行政院。2020。《行政院公報》，26卷124期，20200703。

李太正、王海南、法治斌、陳連順、黃源盛、顏厥安、王照宇。 2018。《法學入門》（16版）。臺北：元照。

李麗莉。2020。〈空汙防制因地制宜權責範圍之探討〉。《立法院法制局議題研析》R00952。臺北：立法院法制局。

林子儀、葉俊榮、黃昭元、張文貞。2008。《憲法：權力分立》（第2版）。臺北：新學林。

許宗力。1989。〈國會議事規則與國會議事自治〉。《臺大法學論叢》18(2)，271-310。doi:10.6199/ntulj.1989.18.02.07

黃耀生。2006〈立法院審議預算附加決議之效力——法制面與實務面之探討〉，行政院主計處自行研究報告。

臺中市政府。2016。府授法規字第1050013098號令。

衛生福利部。2020。〈衛生福利部立法院審議中央政府總預算案所提決議、附帶決議及注意辦理事項辦理情形報告表〉。《109年度中央政府總預算衛生福利部單位預算》，296-396。

羅傳賢。2012。《立法程序與技術》。臺北：五南。

第一篇

日常介入

Everyday Interventions

在過與不及之間：當代臺灣的生育政策論辯（1950s-2010s）

Between Excess and Deficiency: Reproductive Policies in Dispute in Contemporary Taiwan, 1950s-2010s

張邦彥

摘要

本章以鳥瞰的視野回顧臺灣 60 年來生育政策的發展和主要論辯，指出看似立基於客觀人口科學的公衛政策，實則是政治、經濟、社會與倫理折衝下的產物。在家庭計畫初期，生育控制既攸關國家經濟發展，更是一個敏感的政治議題。而稍後的《優生保健法》立法過程，則凸顯墮胎權的倫理爭議。到了少子化時代，生育促進政策則涉及家庭價值和生養責任的商榷，以及母性保護制度在母職與勞動、保護與自主之間的權衡等辯論。此外，不論哪個時期，醫療科技都深化了生育政策的日常治理，並投射出政策制定者的偏好，以及不同信念的社會團體間的協商、角力。

一、前言

在公共衛生領域，統計學如今被視為是最基本而必要的能力。從歷史的角度，「統計學」（statistics）與近代國家的人口治理密不可分。統計學的英文字源是「國家」（state），它在18世紀以來的興起，即是國家試圖透過調查、紀錄人群的出生、死亡、婚姻、疾病分布，進行集體生命的調節，以提升國民的健康素質，使之成為可資規劃、利用的人力資源。而統計學中的「母體」（population），其原本的意思便是「人口」。唯有掌握領土之內的人口變化，包括出生、死亡、移入、移出，並進一步實施干預，才能確保國家具有充裕的生產力及維繫領土安全的能力。

對生育的調控，可以說是人口治理最關鍵的一部分。18世紀末英國的政治經濟學者馬爾薩斯（Thomas Robert Malthus）是最早對無節制生育提出警告的其中一人。他指出，如果缺乏管控，人口將以等比級數（geometrically）的方式成長，每25年擴增一倍；而人們賴以為生的資源卻只會以等差級數（arithmetically）的方式增加。這最終將造成一場人類災難，讓最弱小的群體在過度勞動、疾病、貧窮、飢荒中悲慘死去，他稱之為「現實性的遏制」（positive check）。而馬爾薩斯也提出另一套「預防性的遏制」（preventive check），強調對需負擔撫養家庭責任的男性施加道德約束，透過禁慾、獨身、晚婚等手段抑制生育（Malthus 1798）。

時至20世紀，主流的人口學說當屬由湯普森（Warren Thompson）和諾特斯坦（Frank Notestein）等人發展出的人口轉型理論（demographic transition theory；Kirk 1996）。這個理論將一個社會的人口歷史變化分成四個主要階段（圖1-1）：（1）高

圖1-1、人口轉型模型

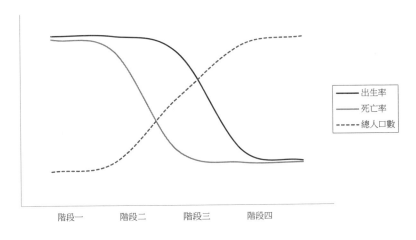

出生率
死亡率
總人口數

階段一　　　　階段二　　　　階段三　　　　階段四

資料來源：作者自製。

出生率、高死亡率；（2）死亡率開始下降；（3）出生率開始下降；（4）低出生率、低死亡率。而馬爾薩斯所描述的高出生率、高死亡率，對應到的即是階段一，隨後人口結構便會開始自然轉型。不過馬爾薩斯的警告依然重要：從模型可知，人口急遽擴張的時期，位於階段二與階段三；倘若由階段二到階段三的過渡時間太長，巨幅的人口增長仍有可能耗盡社會資源，帶來人民的不幸。相反地，倘若階段四的出生率持續降低，那麼該社會勢必面臨人口萎縮、高齡化的棘手課題。

　　回顧臺灣的人口發展，在20世紀前期所面臨的是由階段二到階段三的過渡，在20世紀末期則遭遇階段四的挑戰。在高出生率的階段積極控制生育，在低出生率的階段促進生育，似乎是既理性又正當的政策做法。但本文即將指出，臺灣這60年來所形塑、

推動的生育政策，既不自明，也不平順。看似基於人口科學的公衛介入方案，並非價值中立，而是涉及各種政治的角力、經濟的盤算、社會的協商與倫理的衝突。

二、1960 到 1980 年代的家庭計畫爭議

　　當代臺灣的生育控制政策起始於一個嚴峻的政治現實：1949年國共內戰戰敗後的大撤退。在短短數年間，超過100萬名中國軍民移居來臺，使得臺灣人口瞬間增加將近15%（葉高華2021）。與此同時，日本殖民時期在臺灣建立的公共衛生措施、傳染病防治策略及經濟發展，在三十多年間成功讓死亡率下降超過一半，使得人口自然增加率持續上揚（劉士永 2002）。不斷增長的人口壓力對戰後等待復甦的社會而言，儼然是個棘手的課題。

　　蔣夢麟、嚴家淦、李國鼎、尹仲容等科技官僚在1950年代察覺生育控制的急迫性。1959年，時為農村復興聯合委員會主委的蔣夢麟發表了一場關鍵的演說〈讓我們面對日益迫切的臺灣人口問題〉，指出若繼續維持每年3.5%的人口增加率，臺灣將會面臨土地不足、糧食短缺、失業率增加、國民所得跟不上消費增加等危機。他不惜說出：「如果我們自己不能解決自己的問題，自然調節作用終會來替我們解決的。那將是很不幸的。」（蔣夢麟 1959）言下之意，倘若不及時建立家庭計畫，馬爾薩斯式的人口自然淘汰悲劇終將降臨這片土地。蔣夢麟的這番話，根據的是1950年代農復會支持的人口學研究。其中，1952年在雲林縣的調查結果顯示，有超過八成的婦女希望生育四個以上的小孩。但同時資料亦顯示，當生育子女數目在三人以下時，兒童死亡率約為

10%；當生育子女數目介於四至六人，死亡率上升到17%；而當婦女生育達十人以上，死亡率甚至高達31%（JCCR）。如何減少兒童送養比例、避免「無謂的死亡」（wasteful deaths），遂成為提倡家庭計畫的倫理正當性來源（JCRR 1956）。

　　但看似勢在必行的生育控制，對於多數的國民黨官員來說，卻是一個難以正面應對的燙手山芋。試想：如果「反攻大陸」指日可待，中國的廣大領土豈不就足以解決臺灣暫時性的人口過載？如果此時積極進行人口控制，豈不等於宣告對於「反共復國」缺乏信心？反對的聲音在當時的立法院不絕於耳，部分立法委員於質詢時，指控生育控制為共產黨削弱軍隊實力的陰謀、違反國父與總統的「生聚」教訓，恐致亡國滅種的災難後果，要求行政部門必須遏止、懲戒這些措施的提倡者（蔡宏政 2007）。

　　為了緩和反對的力道，這個攸關國家安全、經濟發展、民族延續等敏感議題的人口計畫，被主事者以「衛生」的名義覆蓋上一層較為中性的包裝。農復會陸續補助、協助籌組各個官方色彩濃厚的「民間」機構，如「中國家庭計畫協會」、「中國婦幼衛生協會」，以「民間自發行動」、「無強制性」的說詞，在中南部漁村發放節育手冊，對家庭主婦提供孕前衛生教育，並鼓勵接受避孕措施，以健康為名，試圖調節威脅國防、經濟的人口問題。

　　要到1960年代中期以後，隨著「臺灣省衛生處家庭衛生委員會」成立、《臺灣地區家庭計畫實施辦法》及《中華民國人口政策綱領》相繼公告實施，政府才開始全面而公開地推行家庭計畫，並以明文的方式賦予生育控制政策政治正當性的基礎。而同一時期開始研議的《優生保健法》，更凸現家庭計畫不只是為了控制人口數量，也同時透過婚前檢查、人工流產等手段來調節人

口素質（戶政司 2018）。相較於人口數量在政治意識形態上的爭議，墮胎的倫理基礎在當時引起更複雜的論辯。究竟什麼樣的情況可以成為墮胎罪的阻卻違法事由呢？部分家庭計畫的倡議者主張，「子女眾多影響家庭生活」的社會經濟考量是個正當的墮胎理由；婦女運動者則主張，女性的身體與性自主權應該優先於胎兒的生命權。但也不令人意外地，許多反對者以胎兒生命權、避免「性氾濫」為由，試圖阻擋修法（陳昭如 2014）。最終，《優生保健法》於1984年通過墮胎合法化。

　　值得注意的是，家庭計畫的推動不只涉及國內政治角力，更與國際政治密切相關。蔣夢麟領導的農復會，前身為「中美農業技術合作團」，依據《援華法案》接受美國的經費資助。而支持蔣夢麟的多位中央官員也都是「美援運用委員會」中的要員。在冷戰情勢下，為了圍堵共產主義，美國長期對東亞國家進行政治經濟介入。為了讓龐大的援助資金不至於被無止盡成長的人口快速耗盡，而是轉化為發展工業活動的資本，使臺灣成為代工產業鏈的一環，美方多次施壓臺灣政府，最終才克服了國內的政治壓力，促成後續一系列的人口措施（Huang 2016）。

　　整體來說，1950年代以來，臺灣生育政策的形構過程，涉及大量的國際與國內政治盤算與倫理論辯。在政治的層面上，人口政策的擬定與戰略布署、經濟發展相互連動，並屢屢在立法院成為攻防焦點。但在政策推行時，又經常以健康、衛生為名進行公共辯護，並透過民間組織協助推行，以緩和政治上的敏感色彩。政治與公衛的考量互為表裡，但一般民眾往往只能在「去政治化」（de-politicized）的前提下，接收家庭計畫的宣傳。

　　在倫理的層次上，如果追求「共善」是證成政策正當性的

前提，那麼「共同」包含的領域有多大呢？是限定在臺灣島上，
還是收復後可以稀釋人口壓力的神州大陸？這個憲政的曖昧，根
本地影響了不同人對家庭計畫必要性的評價。此外，什麼樣的
「善」具有優先性呢？是解救高死亡率、高送養率的鄉村兒童，
還是實現民族復興的反共大業？還有，當人工流產被納入家庭計
畫，我們也必須思考，究竟集體的優生目標、個體的身體自主、
胚胎的生命，孰輕孰重？

三、1990到2010年代的生育促進難題

　　從1980年代起，臺灣開始遭遇「人口學的轉型」（demo-
graphic transition），總生育率從1951年的7.040下降到1981年
的2.455；到了1984年時，總生育率更開始低於人口替代水準
（內政部 2020）。換言之，短期而言臺灣的總人口因人口慣性
（population momentum）仍會持續增長，但長期而言人口結構勢
必逐漸老化、縮減。

　　以後見之明來看，臺灣的少子化階段來臨的時間與程度，比
許多專家所預估的更早且更嚴重。在1997和1998年之間，總生
育率從1.770跌落至1.465，即使兩年後的龍年，生育率也未如期
待有明顯反彈。2010年時，總生育率更降至歷史最低點0.895。
2018年，65歲以上老年人口占比超過14%，臺灣正式邁入高齡社
會。2019年是臺灣總人口數的高峰，2020年起總人口開始負成長
（國家發展委員會 2020）——這個發展趨勢，比1980年代經建會
的預測整整提前了十多年（中央日報 1985）。有鑒於下降趨勢
超乎預期，從1990年代後期開始，促進生育成為政府積極推動

的政策目標。到了2010年前後，少子化作為「國安問題」，已充斥公眾媒體版面，甚至出現「國安土石流」的聳動說法（莊淇銘 2011）。

　　比起限制生育，如何促進生育似乎是更棘手的難題。如果說家庭計畫是加速既定的人口轉型過程，那麼「催生」政策無疑是逆著社會變遷趨勢而行。許多原本在政策中隱而不顯的價值預設及倫理衝突，因而被凸顯出來。例如，許多人口學者將少子化的成因歸諸家庭制度的轉變，如晚婚、高離婚率等（王巽賢 2011）。但在政策設計上，到底要重申婚姻價值、鞏固家庭對生養的責任，還是要保障多元親密關係及生養模式，乃至於讓社會、國家成為下一代的主要撫養者，可以說是不同社會價值彼此交鋒的戰場（薛承泰 2020；楊靜利 2014）。

　　母性保護制度是另一個備受討論的例子。一般認為，高比例的婦女投入職場是導致生育率下降的重要原因，在此社會趨勢下，職業安全衛生政策便需要在「母職」與「勞動」之間尋找新的平衡點。早期的勞動法規基於母性保護的理由，限制女性從事夜間、危險性或有害性工作，但在社會轉型的過程中，這種規定開始招致影響經濟發展、限縮婦女工作權、讓女性失去獲得較高薪資之機會的批評（黃怡翎 2018）。2013年修訂的《職業安全衛生法》，因此刪除了對一般女性勞工從事危險性工作的限制，轉而針對妊娠中或分娩後一年內的婦女實施種類與範圍更全面的保護措施（勞動部職業安全衛生署 2016）。但在「保護」與「放寬」之間，仍有許多更深層的問題：究竟母性保護相關法律是保護女性，還是強化既有的性別分工？而放鬆管制是否真的能確保女性在既有結構條件下獲得實質平等嗎？（劉梅君 2007；陳昭

如 2016）[4]

　　面對以上問題，許多倡議者強調，比起保護與限制女性就業，營造機會平等、性別友善的職場才是提升生育率的治本之道。她們要求國家與市場應負更大的責任，提供育兒假期及設施服務（范雲 2002）。我國《人口政策白皮書》為此列出相關職場政策，包含營造友善家庭之職場環境、改善產假及育嬰留職停薪措施等，意圖提振國人的生育意願（行政院 2013）。

　　但有些時候，並不是所有人都被鼓勵生育，提升生育健康及人口素質的政策也潛藏著優生主義的意識形態及歧視的隱憂。例如，1990 年代臺灣省衛生處家庭計畫研究所（下稱家計所）即指出，高社經地位人口的生育率急速下降，但低社經地位的生育率居高不下，將造成「人口反淘汰」。家計所因此計畫針對弱勢族群，施予免費結紮（楊秋蘋 1995）。同一時期，報章屢屢可見偏鄉少女生育率高，導致小孩早產、照顧不利的報導（鄧木卿 1999；唐榮麗 1999）。1990 年代後期至 2000 年代，外籍配偶更經常成為輿論貶低的對象，「外來新娘學歷低，不懂避孕遺害大」、「這些『新台灣之子』雙親常有智力偏低或知識水準不足問題，孩子遺傳和教育，都成未來隱憂」等話語層出不窮（黃恩齡 1997；張明慧 2004）。在看待我國生育政策的發展歷程時，不能不注意這些對弱勢群體的潛在壓迫。

4　2021 年的釋字第 807 號無疑是這組爭議中的一個重要事件，大法官認定《勞動基準法》第 49 條第 1 項以安全和健康的理由，限制女性勞工於夜間工作，乃是對女性勞工形成差別待遇、強化性別分工，違反憲法第 7 條保障性別平等之意旨，故宣示違憲。此舉固然受許多倡議者肯定，但也有論者擔憂，該法條失效後是否導致工會角色弱化、不分性別夜間工作者的勞動環境失去保障，以及是否連帶影響既有母性保護政策。

四、科技與政策的交織

　　生育政策的推動，不只形諸抽象的法規文字，還必須動員醫療科技，才能讓政策的目標深入對象的日常生活與身體，達到各種微觀的改造與控制。本節進一步以子宮內避孕器及人工生殖科技為例，指出這兩項在不同生育政策階段的核心醫療科技，也同樣充滿政治性與倫理爭議。

　　首先是生育控制階段的子宮內避孕器。1960年代推行的「五年家庭衛生計畫」，其一大重點即是推廣避孕技術，而「樂普」（Lippes loop）則是最主要的技術物。它是一種由具彈性的雙S形塑膠所製成的子宮內避孕器，藉由插入棒與推送杆送入婦女的子宮，以達絕育效果。根據統計，在1970年時，已有超過14萬名婦女安裝了這種子宮內避孕器。不過，如同大多數人所知，避孕方式除了植入式避孕器，還包含口服避孕藥、保險套、子宮套、計算安全期等手段。為什麼樂普會成為政策推廣者最仰賴的技術物呢？

　　理由可分為兩個部分，首先是身體治理的考量：口服避孕藥雖然比樂普的避孕效果更好，但長期服用成本較高，且需要有良好的服藥遵從性；而子宮套、保險套也需要正確的使用方式，才能確保避孕效果。安全期的不確定性就更高了，不但需要準確的計算，更容易隨生理狀況而變動。相對地，樂普的植入過程簡單，且不會因植入對象的避孕知識缺乏而明顯影響其效果。站在政策執行者的立場，能夠提高對政策對象身體的掌控能力，讓介入措施不被政策對象的行動所影響，無疑是相對理想的選項。第二個理由則涉及美方的政策：1962年紐約人口局將樂普引進臺

灣，並承諾大量提供臺灣家庭計畫使用。美援相對基金更核准了合計新臺幣三千萬元的人事及裝置補助費，讓樂普得以在島內全面推行。在冷戰的政治依賴關係中，援助國的態度強勢地影響了技術物的在地選擇（許世鉅1972）。

　　為了推廣樂普，衛生處派出許多女性工作人員挨家挨戶跟育齡婦女進行一對一面談。雖然節育政策的根本目的是經濟發展，但這些工作人員卻通常強調避孕是為了「建立幸福家庭」、「永保青春健康」，以個人的衛生福祉為修辭，包裝國家的整體政策。她們也被教導如何透過引導式問答，讓介入對象選擇使用樂普，而非其他避孕方法。在衛教過程中，樂普的好處經常被放大，而副作用卻受到遮掩。儘管樂普確實在一定程度上達到節育成效，但卻有半數以上婦女出現不適應症狀（郭文華1998）。女性的身體在國家的計畫下，並沒有太多爭辯的餘地。在此計畫的執行期間，有部分民間團體，如中國家庭計畫協會，曾經批評樂普政策，質疑政府未進行妥善風險評估就全面實施。但這些反對者的下場就是遭受邊緣化，不再獲得農業復興聯合委員會的經費補助（趙育農2004）。

　　比起由上而下推動的避孕措施，少子化時代的生殖科技則反映了不同公民團體與政府之間的折衝協商。1985年，臺北榮總婦產科協助誕生臺灣第一個試管嬰兒。隔年，行政院衛生署通過《人工生殖技術倫理指導綱領》，強調試管嬰兒技術僅適用夫妻，禁止精卵商業買賣和代孕（吳嘉苓等2017）。不過，我國第一部《人工生殖法》卻經過了漫長的立法過程，才在2007年實施；究其原因，無非在於各種科技倫理的爭議：不同社會團體對於人工生殖科技的正當性與適用對象缺乏一致看法，對於精、卵、胚胎

的法律地位也莫衷一是。不同法案版本的另一項主要差異，則是究竟試管嬰兒僅適用於患有不孕症的夫妻，還是任何不孕者（不論有無婚姻關係）都有權利使用這項科技。前者的支持者認為限定夫妻關係能防堵非婚生子女衍生的法律爭議；後者的支持者則認為生育是人民的基本權利，限定於夫妻有歧視未婚或不婚者生育權之虞（立法院 2005，2006）。最終，《人工生殖法》明定人工生殖須以夫妻為限，且夫妻一方須經診斷罹患不孕症或重大遺傳性疾病。[5]

　　從草案到立法後的十多年來，有許多呼籲修改《人工生殖法》的呼聲，要求放寬適用範圍，納入代孕生殖，同時也要求行政部門在法律的基礎上，提供人工生殖的補助。少子化是最常被用來支持鬆綁規範的理由。例如，在草案討論階段，行政院長便曾表示，國內少子化，有人要多生，政府可以促成（李順德 2005）。而當國健署編列3000萬預算，補助低收入戶夫妻接受人工受孕，則被媒體批評名額過少，無助於解決「少子化國安問題」（林佩怡 2014）。臺灣生殖醫學會更發起連署，要求允許兄弟姊妹間精卵捐贈，以及讓已有兩個相同性別孩童的家長可以在第三胎進行胎兒性別篩選，以提高生育意願（鄧桂芬、陳婕翎 2018）。而性別運動團體也批評政府，「若真的在乎少子化，應該要把生育跟婚姻脫鉤，先放寬單身女性跟女同志也可借精。」（黃驛淵 2017）這些政策意見往往引發正反討論，從社會的場域交鋒到立法的場域，無法獲得立即的共識。

5　在2017年公布司法院釋字第748號解釋，確認同性別二人的婚姻自由後，同婚伴侶得否準用或適用《人工生殖法》，成為主管機關迫切需要面對的政策問題。

不難發現，不論是避孕或助孕，醫療科技都積極地參與在臺灣的生育政策中。科技讓抽象的公衛政策化為具體，甚至化為身體的一部分，但也帶來更多的倫理難題及不確定性。科技替社會的發展創造新的可能性，但也造成壓迫，這是因為許多時候，國家的目標與個人的利益未必一致。在知識落差的情況下，高比例的低社經地位婦女傾向相信國家的說詞，選擇植入樂普，因而產生了各種身體不適，而非處於異性戀婚姻中的伴侶或個人，則動輒被排除於人工生殖科技之外，此外，即使被法令納入的女性，她們在生殖科技中也往往比男性承受更高的不適及風險。

五、結論

本章回顧了臺灣過去 60 年來的生育政策變化，指出看似立基於客觀人口科學的公衛政策，在其形構過程中仍然無法避免各種爭議及難題。人口的統計、調節與治理一直是現代國家最重要的政治工程之一，而臺灣的發展則必須放在冷戰及其後的區域政治和全球政治背景中予以理解。它在最根本的層次上涉及憲法與人民基本權，如疆域範圍、生育權、平等權等；而當它必須透過立法程序強化其效力時，不同團體基於各自的政治、宗教或價值信念，也會對於法案有不同看法，如《優生保健法》、母性保護制度和《人工生殖法》的立法爭議。在行政的面向上，除了政府相關部門的行政管理手段，官方也往往與民間組織、專家學者形成一種互相依賴的網絡，透過經費支持，深入民間進行調查、訪談與公衛介入。

表1-1、臺灣生育政策的規範分析架構

項目	檢驗內容
政策目的	人口為國家基本要素之一，生育政策針對人口的組成、數量、素質等面向進行介入，達到促進國家發展與社會福祉的目的。
形成背景	生育控制政策形成於1949年以後的人口遷徙、國共對峙與冷戰國際情勢下，必須遏止過多人口對資源的消耗。 生育促進政策在1990年代逐漸成為共識，起因於生育率急遽下降且反彈無力。
立法	《美國援華法案》、《中華民國憲法》、《中華民國人口政策綱領》、《臺灣地區家庭計畫實施辦法》、《優生保健法》、《職業安全衛生法》、《性別平等工做法》、《人工生殖法》等。
行政	農村復興聯合委員會、臺灣省衛生處家庭衛生委員會、國家發展委員會、內政部、勞動部、衛福部等政府行政部門，與中國家庭計畫協會、中國婦幼衛生協會等民間機構。
司法	釋字748號解釋將牽動《人工生殖法》的修訂。
有效性	未有一致結論。有研究指出家庭計畫成功降低臺灣的生育率，亦有研究指出此為人口變遷的自然趨勢。而當前政府的生育促進政策，其成效仍有待評估。
符合比例	節育政策可能有侵犯身體自主權的疑慮，優生保健政策則處於集體優生、個體身體自主權與胚胎生命權的拉扯中，母性保護政策亦有健康權和工作權的兩難。

項目	檢驗內容
必要性	以家庭計畫為例，反對者主張：若反攻大陸在望，則沒有實施的必要性。 以人工生殖補助為例，經濟誘因未必是提升生育率的最佳辦法。
最小傷害	以避孕為例，樂普未必是最小傷害的避孕方式，但可能是最便於進行生命治理的醫療技術。
公共辯護	政府推行家庭計畫時，經常以「家庭幸福」、「健康」為理由包裝國防與經濟的考量，並透過民間組織選擇性宣傳避孕知識。
公共參與	家庭計畫推行時期，人民較缺乏由下而上參與政策制定的管道。近年生育相關政策的制定過程，經常有公聽會及民間組織的倡議。
勞動壓迫	母性保護措施有時被批評為剝奪婦女的工作選擇權。而若將生育行為視為勞動的一環，女性也經常比男性承擔更多健康風險及「第二輪班」（second shift）的責任。[6]
文化壓迫	家庭計畫對於理想子女人數、生育年齡的倡導，以及人工生殖規範對適用對象的限定，都在形塑一種理想、正常家庭的樣態，因而壓抑了多元生養模式的可能。
暴力壓迫	在優生主義的意識形態下，低社經地位與外籍人士可能淪為歧視、暴力的對象。

---

6 「第二輪班」是由社會學家 Arlie Hochschild 和 Anne Machung 提出的概念，指的是許多職業婦女在有薪工作之外，回家後仍要繼續承擔做家事、顧小孩的家務工作。

　　臺灣60年來的生育率下降幅度在全世界各國家中算得上名列前茅，甚至超出了許多人口專家的預期。儘管主流的說法將此人口結構轉型歸因於家庭計畫的成功，但實際上，政府的這些節育措施發揮了多少效果，仍是一個辯論中的議題，例如有研究者指出，早在家庭計畫實施前，臺灣的生育率便已開始以既定的進程下降，政府的措施影響有限（陳肇男、孫得雄、李棟明 2003；Casetti & Li 2010）。而樂普的大力推行，是否為最好的避孕選擇，近年來也受到許多研究者的挑戰。至於少子化時代的各種生育促進政策，其成效如何，仍有待檢驗。不過隨著臺灣社會的民主化，比起1960、70年代的節育政策，如今的生育促進政策更普遍地受到監督，也出現更多熱烈辯論。例如，部分民間環境運動和婦女運動人士對生育促進政策心存保留，主張人口減少不見得是負面現象，反而可能是諸多社會問題的轉機（李佳燕 2004；陳智華、李名揚 2006；梁玉芳 2006）。而在人工生殖補助上也有各種意見，既有評論者認為補助範圍過於限縮，也有評論者認為以經濟誘因提升生育率是錯誤的因應策略（鄭雅文 2010）。

　　最後，本文也指出，國家方針與個人利益未必一致。以健康、福祉為訴求的公衛介入，有時只是為了掩護或正當化政治與經濟的盤算，或必須對其他各種社會力量妥協。低社經地位或外籍配偶家庭經常在政策或輿論中被問題化，成為拉低人口素質的箭靶。單身者、非順性別異性戀者至今仍在爭取適用人工生殖科技的權利，而女性的整體勞動及生育環境也有待持續改善。

※ 問題討論

1. 你認為少子化是否必然對國家發展有負面影響？若要評估人口對國家的影響，除了生育率之外，你認為是否還有其他更適當的指標？

2. 為了提振生育率，政府祭出各種生育獎勵金及生育給付津貼。你贊成這種做法嗎？你認為這些經濟誘因有哪些優點及缺點？

3. 你認為禁止懷孕及哺乳中的婦女在夜間工作，是一項合理的政策嗎？如果你是政策制定者，會如何設計兼顧工作權與健康權的母性保護規範？

※ 議題進階閱讀

1. 關於臺灣家庭計畫政策的歷史、社會學考察，參考郭文華（1998）、蔡宏政（2007）。

2. 關於母性保護制度的倫理與法理討論，參考陳昭如（2016）。

3. 人工生殖不只涉及適用對象範圍的爭議，也包括胚胎植入技術的政策爭議，相關研究參考Chia-Ling Wu（2012）。

參考文獻

Casetti, Emilio and Li,Wen L. 2010. The Family Planning Program in Taiwan: Did It Make Any Difference? *Geographical Analysis*, 11(4), 395–403.

Chinese-American Joint Commission on Rural Reconstruction (JCCR). 1955. *General Report* (vol. 5). Taipei: JCRR.

Chinese-American Joint Commission on Rural Reconstruction (JCCR) 1956. *General Report* (vol. 6). Taipei: JCRR.

Huang, Yu-Ling. 2016. Biopolitical Knowledge in the Making: Population Politics and Fertility Studies in Early Cold War Taiwan. *East Asian Science, Technology and Society: An International Journal*, 10, 377–399.

Kirk, Dudley. 1996. Demographic Transition Theory. *Population Studies*, 50(3), 361–387.

Malthus, Thomas Robert. 1798. *An Essay on the Principle of Population*. London: J. Johnson.

Wu, Chia-Ling. 2012. IVF Policy and Global/Local Politics: The Making of Multiple-Embryo Transfer Regulation in Taiwan. *Social Science & Medicine*, 75, 725–732.

中央日報。1985。〈臺灣再經過五十年，人口將達到零成長，李國鼎促重視相關問題〉。《中央日報》。

內政部。2020。《內政部統計年報》。取自：內政部統計處網頁https://www.moi.gov.tw/files/site_stuff/321/2/year/year.html。

戶政司。2018。人口政策資料彙集。臺北市：內政部。

王巽賢。2011。〈2060，少子化後的臺灣：專訪臺灣大學公共衛生學院孫得雄教授〉。《健康世界》，309期，37–41。

立法院。2005。〈立法院議案關係文書院總第1586號〉。

立法院。2006。《立法院公報》，95 卷21期，347–403

行政院。2013。《人口政策白皮書：少子女化、高齡化及移民》。取自
　　https://www.ndc.gov.tw/cp.aspx?n=FBBD5FE5E5F21981。

吳嘉苓、雷文玫、鄧宗業、謝新誼。2017。〈人工協助生殖科技的資料
　　登錄與健康監測：跨國比較研究〉。《台灣公共衛生雜誌》，36卷1
　　期，6–20。

李佳燕。2004。〈不生，就滅種了嗎？〉。《中國時報》。

李順德。2005。〈人工生殖法將檢討放寬〉。《聯合報》。

林佩怡。2014。〈名額少，少子化「國安問題」無解〉。《中國時報》。

范雲。2002。〈生育率的政治經濟學〉。《中國時報》。

唐榮麗。1999。〈偏遠四鄉少女生育率偏高〉。《中國時報》。

國家發展委員會。2020。〈人口重要指標大事紀〉。取自：https://pop-
　　proj.ndc.gov.tw/download.aspx?uid=70&pid=70。

張明慧。2004。〈新台灣之子增多，遺傳、教育成隱憂〉。《聯合報》。

梁玉芳。2006。〈怕生聯盟：小國寡民也有競爭力〉，《聯合報》。

莊淇銘。2011。〈ㄟ型少子化，國安土石流〉。《聯合報》。

許世鉅著，蔡世澤、謝煥淙譯。1972。〈臺灣的家庭計畫——從禁忌至
　　政府政策時期的演變情況〉。《綠杏》，19期，9–18。

郭文華。1998。〈美援下的衛生政策：一九六〇年代臺灣家庭計畫的探
　　討〉。《臺灣社會研究季刊》，32期，39–82。

陳昭如。2014。〈打造墮胎權：解嚴前墮胎合法化的婦運法律動員與權
　　利構框〉。《中研院法學期刊》，15期，1–76。

陳昭如。2016。〈從義務到權利：新舊母性主義下母性保護制度的轉向
　　與重構〉。《臺大法學論叢》，45期特刊，1096–1162

陳智華、李名揚。2006。〈李遠哲：能源有限，人口少較好〉。《聯合報》。

陳肇男、孫得雄、李棟明。2003。《台灣的人口奇蹟：家庭計畫政策成功探源》。臺北：聯經。

黃怡翎。2018。〈職場的母性保護措施〉。《全國金融業工會聯合總會聯合會訊》，209期。取自 http://www.bankunions.org.tw/?q=node/2417。

黃恩齡。1997。〈外來新娘學歷低，不懂避孕遺害大〉。《中國時報》。

黃驛淵。2017。〈人工生殖法修法挨批獨厚異性婚，同志、單身女也想要個小孩〉。《上報》。取自 https://www.upmedia.mg/news_info.php?SerialNo=25787。

勞動部職業安全衛生署。2016。工作場所母性健康保護技術指引。取自 https://www.osha.gov.tw/1106/1251/28996/29045。

葉高華。2021。〈從解密檔案重估二戰後移入臺灣的外省籍人數〉。《台灣史研究》，28卷3期，211–229。

楊秋蘋。1995。〈家研所「新家庭計畫」瞄準弱勢族群強化避孕服務〉。《中國時報》。

楊靜利。2014。〈同居、婚姻與生育：人口學觀點的多元成家〉。《巷仔口社會學》。取自 https://twstreetcorner.org/2014/01/06/yangchingli。

趙育農。2004。〈一個女性經驗的家庭計畫——臺灣家庭計畫早期的發展（1954–1964）〉。臺北：國立政治大學歷史研究所碩士論文。

劉士永。2002。〈日治時期臺灣地區的疾病結構演變〉。《新史學》，13卷4期，165–208。

劉梅君。2007。〈超越「保護」與「限制」的女性主義爭辯：以「勞動基準法」女性夜間工作及延長工時規定為例〉。《政大勞動學報》，21期，55–90。

蔡宏政。2007。〈台灣人口政策的歷史形構〉。《臺灣社會學刊》，39期，65–106。

蔣夢麟。1959。〈讓我們面對日益迫切的臺灣人口問題〉。《聯合報》。

鄧木卿。1999。〈未成年生子，霧峰四年增五倍〉。《中國時報》。

鄧桂芬、陳婕翎。2018。〈救少子化，醫界籲開放手足精卵捐贈〉。《聯合報》。

鄭雅文。2010。〈人工生殖補助，開錯處方了〉。《中國時報》。

薛承泰。2020。〈要提升生育先落實適齡結婚〉。《台灣公共衛生雜誌》，39卷5期，465–468。

思辨2

篩檢政策下的個人風險管理：
以子宮頸癌篩檢為例

Self-Management for Health Risk under Screening Policy: Technology and Regulation in Cervical Cancer Screening

王業翰

摘要

　　篩檢政策所形塑的群體健康與個人風險是當代公共衛生與醫學重要焦點，本章以臺灣的子宮頸癌篩檢政策為例，比較預防醫學與公共衛生兩個學科針對個人與群體健康的不同論述角度，並以科技與社會分析方法，探討新的篩檢政策與技術可能在個人健康定義上所帶來的風險轉化，以及篩檢在當代公衛與醫療體系形塑出的社會關係。本章提供了有別於傳統公共衛生的觀察視角，希望幫助讀者對於篩檢政策與健康風險進行更寬廣的思考。

一、導論：篩檢政策與個人自主

公共衛生起源於西方國家，由於17、18世紀對環境衛生與傳染病防治相關性的各種研究，以及微生物學的知識發展而日漸成長茁壯，進而在19世紀的歐洲國家逐步法制化，成為政府治理社會群體健康的一種專業。這樣的健康治理專業於清末民初時進入東方的華人社會，不論是當時中國的各個租界或是日治時代的臺灣，公共衛生的知識與實作，與西方醫學一樣都是全新且彼此獨立的外來專業（祝平一 2013）。

但到了20世紀，公共衛生與醫學兩個學科的領域分野逐漸變得模糊，甚至略有重疊。主因是急性傳染病對人類生命的威脅大幅減低，而非傳染性的非急性疾病對健康的長期危害則開始受到重視。疾病的流行病學演變一方面在傳統的醫學專業中創建了「預防醫學」這個新學科，著重預防與早期介入治療；另一方面，公共衛生為了追求促進群體健康的目標，也必須隨之往早期診斷的醫療領域延伸，因此兩個學科對於預防疾病、追求健康的介入方法出現相似性。然而，這兩個學科雖然手段相似，其背後的思想架構與核心關懷卻有所差異：預防醫學延續了治療疾病取向的既有傳統，關注的是單一「個人」的健康；而公共衛生試圖治理與追求的，則是小至社區、大至國家的「群體」衛生（江東亮 2017）。雖然群體健康必然建立在個人之上，但為追求個人身體與整體社會兩種不同層次的最佳健康目標，所選擇的政策方法或醫療技術卻可能有所差異，為了群體的最大健康效益，個人有時必須服從配合，但被政策採用的介入手段卻未必是符合個人理性選擇下追求健康的最佳方法。

　　以篩檢政策（screening policy）為例，雖然及早發現疾病能夠早期治療，預防更嚴重的健康後果，也有利於國家社會的整體健康。但這樣的政策介入卻未必符合個人對於生命與健康的自主選擇，比方說一位因宗教信仰反對墮胎的懷孕婦女，是否還要接受政策提供的唐氏症篩檢？若接受篩檢後發現有問題，但已知該篩檢方法有5-10%的偽陽性，後續的醫療介入又該如何安排與溝通？又或者是一位有家族病史的孕婦，她非常擔心會生下唐氏症寶寶，但政府公費提供的篩檢法有約兩成的偽陰性，她應該做選擇公費篩檢還是花錢作更高階的自費檢查？萬一檢測誤判，對無唐氏症的胎兒作了人工流產，後面的宗教與倫理問題又該如何處理？這樣的例子雖然看起來極端，但卻鮮明地突顯出在全體一致的篩檢政策下，個人對自身健康與風險自主管理的各種考量與可能潛在的衝突。在這之中，除了政策本身，篩檢技術也扮演了相當樞紐的角色。

　　篩檢技術的選擇在醫療與公共衛生兩種專業場域中，由於核心關懷的不同，考慮的面向也會有很大的差異。就醫學的立場來講，由於面對的是病患個人，因此在最大化個人健康利益的目標下，篩檢技術的選擇除了考量價錢的可負擔性與安全性外，還會強調並比較不同技術的準確性，病患可能因此使用更昂貴先進的檢驗技術以確保結果的正確性；至於公共衛生，則須在整體的財務負擔與健康效益間取到平衡，以極大化篩檢政策在追求群體健康的功效，故成本效益（cost-effectiveness）的考量占有重要的地位。綜上所述，篩檢技術的選擇一方面涉及「個人」對於自身健康風險的管理取向，同時也展現了國家在追求「群體」健康時的資源分配。

　　由於篩檢政策在個人與群體健康上所呈現的雙重意義，使得政策本身與所選用的篩檢方式往往成為醫學與公衛專業關注議論的焦點。由於疾病篩檢的涵蓋甚廣，從慢性病到傳染病的科學本質與政策定位差異甚大，故無法全面地對所有的篩檢政策進行討論。本文將以子宮頸癌的篩檢政策為例，以科技與社會（Science, Technology and Society，簡稱STS）的分析角度來探討政策與個人在選擇篩檢技術時的差異，以及鑲嵌在這種政策脈絡與法律架構下的個人處境與社會互動。

二、篩檢技術與風險化的個體

　　子宮頸癌的篩檢防治政策在多數先進國家實施已久，過去普遍以子宮頸抹片作為政策的主要篩檢技術。子宮頸抹片發展的時間很早，原先是用於癌症診斷而非篩檢的顯微鏡檢查，檢測對象主要是求診患者而非健康人。但由於操作上方便又快速，在1940年代時為美國癌症協會（American Cancer Society，ACS）發掘用於篩檢的可能性與正當性，同時大力推廣為政策工具，最終廣為世界各國（包括臺灣）的子宮頸癌防治政策所採用。然而，抹片被普遍認定為「正確」政策篩檢工具的過程，並不只是一種單純科學上的技術論述，而是一系列的社會過程，才使得抹片技術鑲嵌進既有的科技與社會網絡，這之中有各種專業結構的調整，例如訓練出大量執行抹片鏡檢判讀的細胞醫檢師，或是將原本針對診斷目的所使用的報告分類系統轉變為以癌化風險等級的篩檢用報告等（Casper & Clarke 1998；A. E. Clarke & Casper 1996），以子宮頸抹片為技術骨幹的篩檢體系也在不同國家社會的脈絡下

各自形塑出獨特的公衛篩檢與追蹤體制（Kaufert 2000）。由此可知，政策中篩檢技術的選用並非只是單純的科學問題，而是持續產生社會效應的過程，從這個視角來看，才能正確理解為什麼不同的篩檢技術可能帶來截然不同的倫理與法律衝擊。

到了1990年代，人類乳突瘤病毒（human papillomavirus，以下簡稱為HPV）與子宮頸癌的風險相關性逐步在醫學研究中獲得確認並廣被接受（Crum, Ikenberg, Richart & Gissman 1984；Munoz & Bosch 1992），針對HPV的預防技術研發與推廣使用（包括檢驗與疫苗）也日漸風行。這樣的轉變為子宮頸癌防治帶來全新的意義，相較於其他癌症的篩檢僅是早期診斷，針對HPV進行預防檢驗帶進了傳染病防治與風險管理的概念，也使得世界衛生組織（World Health Organization，WHO）在2020年11月正式將根除子宮頸癌列為目標。[1]目前不少國家已把HPV檢測納入篩檢指引或政策中，如：美國可選擇同步進行抹片與HPV檢測，以評估未來幾年的罹癌風險，進而可在較長的時間間隔（五年）後再接受子宮頸癌篩檢（Melnikow et al. 2018）；英國過去則採用分流（triage）模式，針對抹片疑似異常的女性進行HPV檢測，以進一步區分風險的高低；[2]而澳洲與英國（2020年起）也有以HPV檢測直接取代抹片，作為第一線篩檢工具的政策推出（Obermair et al. 2021）。

篩檢由抹片逐漸往HPV檢測轉變的過程中，連帶使子宮頸癌

---

1 A cervical cancer-free future: First-ever global commitment to eliminate a cancer，取自：https://www.who.int/news/item/17-11-2020-a-cervical-cancer-free-future-first-ever-global-commitment-to-eliminate-a-cancer

2 Cervical screening: cytology reporting failsafe (primary HPV)，取自：https://www.gov.uk/government/publications/cervical-screening-cytology-reporting-failsafe

防治的健康意涵出現了轉化，這種轉化不只是加入了傳染病防治的本質，也把個人健康的自主風險管理意識推到前線——過去的篩檢只是透過細胞形態來進行早期診斷，但HPV檢測代表的是罹癌風險，HPV陰性不等於細胞沒有出現癌變，只是風險極低，感染HPV也並不表示當下已罹癌或已有癌前病變，而是未來罹癌的風險增高。此外，HPV感染目前沒有治療方式，故檢測出HPV陽性時，並不一定是醫療介入的時機，反而是公衛監控的開始。病人與健康人間因而出現了一個定義模糊、需要長時間追蹤的「將病未病」狀態。這種以風險來轉化疾病與健康的概念分野是現代生物醫學的重要特徵（Clarke 2010；Greene 2007；Timmermans & Buchbinder 2010），也為公共衛生與預防醫學的篩檢模式帶來了影響。

在新自由主義的架構下，健康風險的管理被視為個人的選擇與責任，也使得篩檢的介入與個人自主可能出現不同層次的矛盾與衝突。例如在早期，個人不潔或浮濫的性行為被認為是感染HPV並導致子宮頸癌的風險之一，因此透過管理HPV的感染風險來防治子宮頸癌時，勢必得面對個人隱私與性別相關的議題，這也造成HPV疫苗的各種爭議（陳曉齡 2012）。而當篩檢標的是疾病風險，而非前期病灶時，原本篩檢制度下的醫病互動與照護模式也隨之改變，「病人」面對的不見得是治療，而是持續追蹤與檢驗，一個著重風險管理而非治療取向的篩檢市場因此產生，檢驗廠商因而得以扮演重要的政策與市場推手（Hogarth, Hopkins & Rodriguez 2012），使得市場經濟與政策、乃至於身處其中的個人都面臨了更為複雜的社會互動模式，而不同於以往的法律與倫理議題，也在這樣全新的情境下產生。

三、HPV自我採檢與臺灣子宮頸癌篩檢政策

　　臺灣子宮頸抹片的全國性篩檢政策自1995年起隨全民健保實施，至今執行已逾二十多年，目前每年都有超過200萬的婦女接受抹片檢查，防治子宮頸癌的效果相當卓著。根據國民健康署（以下簡稱國健署）於2018年公佈的子宮頸頗片年報，子宮頸侵襲癌的發生率從實施時的每十萬人58.1人降至15.9人，減少超過七成；死亡率也有近七成的降幅，從20.8人降至6.3人，[3]在婦女常見癌症的排名更從當年的第一位逐步退至第九位。[4]這樣的成效與世界先進國家相比，表現毫不遜色。然而這樣成功的篩檢政策，多年來皆面臨著參與率無法突破的困境。回顧這項政策的推行，除了在剛開始執行全國篩檢的前幾年，參與率有顯著提升外，之後便一直無法突破，每年固定接受抹片的婦女僅占約三成，三年內至少做一次抹片的婦女則多年維持在五至六成之間。即使此政策已推行二十餘年，仍有近二成的女性從沒接受過篩檢。多數研究都將婦女接受抹片的意願與文化傳統、健康知識與就醫方便度等因素相連結（邱宜令等 2013；林惠賢等 2003）。

　　面對抹片參與率的瓶頸，除了以到府宣傳或提供禮品等方式試圖增加婦女的參加意願外，由婦女自採的HPV檢測也被認為是可能突破的介入方式。所謂的「自採」，顧名思義是由婦女本人以取樣棒由陰道伸入至子宮頸進行採樣，再將檢體寄回實驗室進行病毒檢測，可免去上內診台接受醫師採檢的尷尬與不適，也比親至醫療院所受檢提供婦女更高的採檢可近性。早在1998年時，

3　請參見〈107年國民健康署子宮頸抹片年報〉。

4　請參見〈107年癌症登記〉。

長庚醫院就曾經嘗試過郵寄篩檢服務，讓婦女自行以棉花棒採檢後寄回醫院檢測HPV，結果民眾反應相當熱烈（林進修 1998）。之後幾年，一些縣市的衛生局或醫院也曾承辦過類似的計畫（陳惠惠、魏忻忻 2005），到了2010年時，國健署才比較大規模地舉辦HPV的自採篩檢計畫，只要是36歲以上且超過六年未做抹片的婦女，以及30歲以上的身心障礙婦女，皆可向各地衛生局免費索取自我採檢套組，取樣後再將檢體寄回檢驗，以該年三至八月時收到的15,000份檢體來看，HPV陽性率約為8%，但病毒檢測陽性後，仍需至醫療院所接受抹片，才能評估是否有癌前病變等癌化病灶。[5]根據宋桂容等（2012）的文獻回顧指出HPV自採的接受度比傳統抹片為高，若直接寄送而非開放索取，會有更高的效益。該計畫在隔年續辦，最終完成超過63,000名的婦女自採HPV檢驗，其中約八成參加者六年內沒有接受抹片檢查，但僅占所有六年未採婦女的2.3%，增加的參與率有限，且HPV檢測陽性的婦女中僅有5.1%在後續抹片或切片中證實罹癌或有高度癌前病變（國民健康局 2012）。因為實質效益有限，目前這項自採計畫已停辦。

　　除了曾經試辦過的HPV自採篩檢計畫外，抹片結合HPV檢測的篩檢方式也是國際準則常見的實作模式，包括美國、英國、澳洲等國家都曾將這種抹片搭配HPV檢測的同步檢驗（co-testing）方式列為政策或篩檢準則。這樣的檢測方式被認為有更高的敏感度，可降低抹片的偽陰性。然而現行政策採用的子宮頸抹片相當「物美價廉」，國健署每次給付抹片的檢驗費僅200元

---

5 〈久未做抹片婦女感染HPV率達8%，國民健康局提供自我採檢服務〉，取自：
　https://www.mohw.gov.tw/cp-3161-26078-1.html

（不含醫師採檢等其他費用），若是納入HPV的同步檢驗，以目前市面上HPV檢測的自費價約在1,500元左右，篩檢政策的預算勢必大幅提升，未必能符合政策的成本效益。且過去在抹片品質受到質疑時，國健署與專家學者以增加抹片頻率，由最早的三年一次改為一年一次來因應，多年來也取得了不錯的防治收效。若想仿效國外的模式，利用同步檢驗把篩檢間隔拉長到三至五年，反而可能損害既有運作良好的篩檢體系。由臺大公衛陳秀熙教授所領導的成本效益分析研究也指出，相較於抹片搭配HPV檢測的模式，每年提供抹片檢查仍然有較高的成本效益（Chen et al. 2011）。故相關政策的修訂雖已討論多年，卻始終維持抹片作為唯一的公費篩檢工具，這也使得HPV檢測只能由診所或健檢中心以自費方式提供，由婦女自行選擇篩檢模式，形成臺灣目前HPV檢測的自費醫療市場。

四、篩檢政策與法律下的個人自主

　　觀察臺灣的子宮頸癌篩檢實作，可以發現選擇使用抹片還是HPV檢測，除了政策上的成本效益計算，也有婦女對於自身健康的風險管理考量。不論是自我採檢，還是自費接受抹片與HPV檢測的同步檢驗，突顯的都是在集體政策下的個人自主選擇。這當中的矛盾若是僅以成本效益或可負擔性等巨觀的經濟學概念來解釋，則可能忽略了個人在政策脈絡下的能動性（agency），也簡化了預防醫學與公共衛生兩個專業的互動關係。本節將延續前文觀點，重新聚焦自採HPV檢測的可能性，透過一起新聞事件來探討可能的法律爭議。

　　抹片用於子宮頸癌篩檢雖已實行多年，但始終有一定比例的婦女不願意就醫接受檢查，東亞國家的篩檢率又普遍低於西方國家。為了增加這群婦女的篩檢覆蓋率，不論國內外都曾經嘗試以自採HPV檢測為介入手段。由於這種模式能增加了女性對身體的自主性，也被期待能由此提升近年陷入瓶頸的抹片參與率。根據國健署過去針對六年以上未作抹片的婦女提供自採檢測的試辦計畫結果，也發現檢出高風險型HPV的陽性婦女，當中又約有六至七成會因此回診接受抹片檢查，且出現高度癌前病變及以上者為一般抹片檢查的18倍。[6]因此的確由此觸及了一些過去不願意接受篩檢的婦女，也成功篩出一些需要醫療介入的病患。

　　然而相較於有定期接受抹片者，久未接受抹片的婦女HPV陽性率並沒有特別高，[7]因此在這群婦女所顯現的癌前病變高盛行率，實乃源於多年未接受抹片篩檢，無法早期診斷治療的案例累積而成。故自採HPV檢測最大的優點與效益是加強了這群婦女接受抹片的行為動機以及自我的健康風險管理，而未必是效益比抹片更優異。此外，符合國健署補助HPV自採的女性也只有少部分有至衛生所索取自採器材並完成檢驗，並未達到大幅提升覆蓋率的預期成果。[8]故HPV的自採計畫目前在國健署已中止執行，僅有少數私人醫療院所提供自採HPV的自費檢測服務。以國際上來講，澳洲是少數有在子宮頸癌篩檢計畫中提供自採HPV檢測的國

6　同前註
7　HPV在一般女性人口的陽性率因年齡而異，平均值約在5-10%之間，年輕女性的陽性率較中老年婦女為高，可達15-20%，因此美國的篩檢準則並不建議對20-30歲的年齡層進行HPV檢測。
8　〈理科太太「開箱品」成效差　國健署試辦3年喊卡〉，取自：https://tw.appledaily.com/new/realtime/20190317/1534552/

家，但婦女要以自採作為篩檢方法需經家庭醫師評估，確認不適合接受抹片後，才能登記加入自採HPV的計畫中。

由於2019年的一場新聞事件，自採HPV檢測也短暫獲得社會大眾的注目。當時的知識型網紅「理科太太」上傳了一支說明HPV與子宮頸癌相關性的衛教影片，並在影片中詳細說明並介紹如何使用上市公司「慧智基因」的HPV自採組進行檢測的細節與流程。這支影片經民眾檢舉有違反《藥事法》進行廣告之嫌後，遭到衛生主管機關的調查。在引起爭議登上媒體版面後，慧智基因的董事長蘇怡寧醫師在個人臉書上表示HPV自採是國際趨勢，國健署過去也曾推行自採計畫，因此民間跟進表示支持與響應，是在正確的道路上。[9]但同樣出身醫界的陳宜民立委則在立法院質詢時表達不同意見，他指出HPV無法治療，也不等於子宮頸癌，就算檢測陽性，要確認病況仍需要至醫院接受抹片等檢查，因此他反對放著公費補助的抹片不作，卻自費接受這個只是徒增擔憂的檢查。[10]這個事件最後因查出雙方間具有廣告合約，以確定行政裁罰作收。[11]

從這次爭議的兩方討論中，我們可以看見檢測技術、健康自主與政策法律框架間的互動張力。自採HPV檢測賦予婦女主動監控自身子宮頸的健康風險，免去了抹片檢查時醫病互動的權力監看關係，然而，這樣的自主性在現行的法律與政策框架下是有所

---

9 〈「對的事情必須堅持！」捲入理科太太醫材風波　蘇怡寧臉書940字回應〉，取自：https://health.ettoday.net/news/1400169
10 〈理科太太教驗子宮頸癌挨轟「脫褲子放屁」衛福部長也搖頭〉，取自：https://cnews.com.tw/003190314a03/
11 〈理科太太「廣告合約」曝光！子宮頸癌篩檢影片北市確定開罰〉，取自：https://www.ettoday.net/news/20190315/1400207.htm

侷限的。但這種侷限是否應該被視為對個人自主的無理限制？還是應該由此重新反思公衛政策與法律中的自主空間究竟為何？如前文陳宜民委員的批評，自我採檢會不會只是「半套」的自主？既然HPV陽性無法治療，且仍需至醫院重新抹片或切片確認診斷。HPV自我採檢雖然提高了個人對健康風險的感知，卻仍然是糾結於國家的公衛篩檢監控下的一種自主想像而已。

　　除了自主議題之外，進行自我採檢在現行政策與法律架構下需面對的問題其實比想像中更為複雜。比方說，現行市面上多數的HPV檢測試劑被核准的使用方式都是由醫師進行採檢，而非自我採檢，故若將這類檢測醫材用於自採檢驗，並不符合核准的使用方式，除了檢測可能因採檢失誤造成結果失準外，也有適法性的疑慮。此外，自採HPV檢測的執行模式也與既有的抹片篩檢機制有所不同，因此若要納入政策全面執行，許多行政管制細節都需重新思考調整。以現行運作良好的陽性追蹤機制為例，若不是在醫師診間內告知，該如何有效使婦女返診進入追蹤體系？又假設政策是不論受檢意願統一寄發自採器材，若婦女仍不願意受檢，但身邊的家人朋友剛好有想檢驗HPV者，又該如何防止冒名頂替受檢的情形？這種種可能出現的互動模式都使得個人自主在篩檢政策下變得充滿限制，用預防醫學的角度去跟公衛政策爭執「為什麼不能提供民眾更高的自主、更多的選擇？」往往只是帶來更為失焦的對話，關注民眾在既有體制下保有多少實質的自主與健康效益恐怕更為重要。

五、結論：篩檢作為公衛社會的集體監控

對人口群體進行普遍性篩檢是現代公共衛生與生物醫學共通的重要特徵。透過集體的篩檢定義了社會中的健康與正常，也匡列了異常者與高風險者可供政府追蹤，這種被稱作「監控醫學」的概念強化了公衛與醫學在現代社會中的權力及正當性（Armstrong 1995）。在本章的最後，筆者希望將分析討論的範圍由子宮頸癌篩檢政策推展出去，示範一下如何利用前文探討的概念來思考現代的各種篩檢政策。

從子宮頸癌篩檢政策的討論，可以知道對HPV檢測與抹片的探討，重點並不僅限於科學或成本效益上的優劣，而是定義了哪種健康狀態必須進入衛政或醫療體系中被追蹤監控，而這樣的監控可能在新自由主義下被包裝成一種高度自主的健康管理模式，但實際的結果反而是使個人更加深埋入當代的公衛與醫學體制中。這個過程可以理解為篩檢技術與健康風險的共同建構，以及公衛與醫療體系的重塑。就前者來說，篩檢工具的選擇並非單純的醫學或技術議題，而是一種與社會對話以定義出群體健康的實質內涵並判別具風險個體的過程。這個過程不僅將原有的疾病定義轉化為風險而擴張，同時也決定了個人的哪些身體構造與數值要成為風險的標的，進而受到國家的追蹤與監控。而在後者來看，可以理解篩檢技術的使用不單純是醫學研究所爭論的標的，同時也需符合既有法律規範、政策框架與市場運作的模式，或存在足夠的相容性，並有效地達成提升群體健康的效益，才可能真正落實在篩檢政策中。

具體來講，篩檢政策是對於群體健康風險的大規模分類與治

理，這些風險包括了傳染病、非傳染病、先天遺傳疾病，甚至是罕見疾病等，由於篩檢的疾病樣態非常多元。不同的疾病就會勾勒出不同的社會情境與脈絡，而疾病各自獨特的社會背景也可能產生不同的效應與議題，這些議題可能差異很大，有的情況下，也許疾病的汙名與個案的隱私會是社會關注的焦點，但某些時候，社會大眾可能更在意檢查的準確度與介入的可能性及效益，但不管是何種情境，背後的理論概念仍是共通的，本章都提供了有用的切入角度。

以HIV的篩檢為例，當雞尾酒療法將HIV感染轉變成一種慢性病之後，同樣的篩檢就從早期診斷、避免傳染他人，轉變成一種對性行為風險的持續監控，使得醫療能更早介入。而透過風險所標定的高危險族群一方面不可免地面臨了社會的汙名，但另一方面也因此使得這些個人與整個國家篩檢體系的互動關係獲得（重新）定義的機會，包括靜脈毒癮者的安全針具計畫或是美沙東戒癮門診的施行，雖然並非所謂的篩檢，但也同樣改變了風險個體在HIV的公衛與醫療體系中的定位與互動關係。

同樣的概念也適用在特殊疫情等非常態篩檢政策上，以COVID-19的防疫為例，隨著疫情在全世界的擴散，以及臨床案例累積而來的症狀觀察，中央防疫中心公布的通報檢驗標準不斷密集而即時地進行修正與回溯，這也使得個人的各種身體與生活史快速地被轉化成風險。個人的旅遊史是最明顯的例子，平安健康地出國，回國時無症狀卻被標記成高風險個案，不僅面臨國家的隔離檢疫監控，同時還得承受各種社會汙名。COVID-19在臺灣被個人風險化的極端案例，大概就是在2020年清明連假時的國內旅遊被發國家警報，並被列入擴大採檢的範圍。此外，在篩檢

技術的選用上，也曾在社會中引發一波討論，對於引進準確度較差的快篩試劑以進行人口普篩的爭論，充份展演了技術的選用是社會對話與建構的過程，而非單純的科學議題。雖然快篩與普篩議題最後在臺灣並未成真，但經過這次疫情所帶來的豐富社會對話後，大概也非常容易想像假如政策真的納入快篩後，風險個體在整個防疫體系中的位置與互動模式會如何變化。

　　篩檢政策是現代公共衛生與預防醫學中相當常見的介入方法，雖然目的是為了追求群體健康的提升，然而在執行的過程中必然造成疾病與風險的重新定義。本章透過科技與社會分析，探討篩檢政策和技術對群體健康及個人風險的影響，一方面來說，篩檢工具的選擇是社會建構的過程，其間定義了群體健康與個人風險；就另一方面來說，篩檢技術的選用必須與既有的外部社會治理框架以及公衛醫療體系相容，才能真正落實在篩檢政策中。而新的篩檢技術也將改變個人透過健康風險與篩檢體系的互動模式。

表2-1、子宮頸癌篩檢政策的規範分析架構

項目	內容
政策目的	早期診斷子宮頸癌及前期病變，保障婦女健康
形成背景	降低子宮頸癌的盛行率與致死率
立法	《全民健康保險預防保健實施辦法》（已廢止）
行政	國民健康署
有效性	國健署每年編列預算，補助採檢與檢測費用，但覆蓋率已達瓶頸
符合比例	對婦女健康無侵害，但政策多年未變，希望接受HPV檢測者只能以自費負擔
必要性	據研究結果，單用抹片與併用抹片與HPV檢測者效益相仿，唯預算規模不同
最小傷害	不適用，無一般道德需考量之傷害
公共辯護	無
公共參與	無，僅有專家會議，一般民眾無管道表達意見
勞動壓迫	不適用
文化壓迫	不願接受抹片者，沒有適當的預防篩檢政策

※ 問題討論

1. 臺灣對於高齡產婦多有提供唐氏症的篩檢補助，許多產婦也會因不願產下唐氏症寶寶而進行人工流產。這樣的情境在歐美國家卻不太常見，許多歐美產婦也不會去篩檢胎兒是否有唐氏症。請問你覺得背後的原因是什麼？若你也是在歐美國家生活的高齡產婦，請問你會主動尋求唐氏症的篩檢嗎？

2. 致癌基因BRCA與乳癌等多種癌症的家族性遺傳有關，但目前並無基因治療的方法，如果你是有明顯乳癌家族史的育齡女性，請問你是否會主動尋求基因檢測？假若政府針對這類有乳癌家族的女性有提供公費的BRCA檢測計畫，你會去參加嗎？你贊成政府推出這樣的政策嗎？為什麼？

※ 議題進階閱讀

1. 若想深入探討疾病風險在篩檢政策下與醫療實作中造成的個人處境，可參考《拯救嬰兒？——新生兒基因篩檢的影響》，Stefen Timmermans與Mara Buchbinder著，林怡婷、許維珊譯，國家教育研究院出版。

2. 想理解風險如何演變成疾病，並為醫療所治的互動歷程，可參考《社會醫療化——論人類境況如何轉為可治之症》，Peter Conrad著，許甘霖等譯，巨流出版。

參考文獻

Armstrong, D. 1995. The Rise of Surveillance Medicine. *Sociology of Health and Illness*, 17(3), 393-404. doi:10.1111/1467-9566.ep10933329

Casper, M. J., & Clarke, A. E. 1998. Making the Pap Smear into the "Right Tool" for the Job. *Social Studies of Science, 28*(2), 255-290. doi:10.1177/030631298028002003

Chen, M. K., Hung, H. F., Duffy, S., Yen, A. M., & Chen, H. H. 2011. Cost-Effectiveness Analysis for Pap Smear Screening and Human Papillomavirus DNA Testing and Vaccination. *Journal of Evaluation in Clinical Practice*, 17(6), 1050-1058. doi:10.1111/j.1365-2753.2010.01453.x

Clarke, A. E. 2010. *Biomedicalization: Technoscience, Health, and Illness in the U.S.* Durham, NC: Duke University Press.

Clarke, A. E., & Casper, M. J. 1996. From Simple Technology to Complex Arena: Classification of Pap Smears, 1917-90. *Medical Anthropology Quarterly*, 10(4), 601-623. doi:10.1525/maq.1996.10.4.02a00120

Crum, C. P., Ikenberg, H., Richart, R. M., & Gissman, L. 1984. Human Papillomavirus Type 16 and Early Cervical Neoplasia. *The New England Journal of Medicine, 310*(14), 880-883. doi:10.1056/NEJM198404053101403

Greene, J. A. 2007. *Prescribing by Numbers: Drugs and the Definition of Disease*. Baltimore: Johns Hopkins University Press.

Hogarth, S., Hopkins, M. M., & Rodriguez, V. 2012. A Molecular Monopoly? HPV Testing, the Pap Smear and the Molecularisation of Cervical Cancer Screening in the USA. *Sociology of Health and Illness, 34*(2), 234-250. doi:10.1111/j.1467-9566.2011.01411.x

Kaufert, P. A. 2000. Screening the body: The Pap Smear and the Mammogram. In A. Y. Margaret Lock, Alberto Cambrosio (Ed.), *Living and

Working with the New Medical Technologies (pp. 165-183). Cambridge: Cambridge University Press.

Melnikow, J., Henderson, J. T., Burda, B. U., Senger, C. A., Durbin, S., & Weyrich, M. S. 2018. Screening for Cervical Cancer With High-Risk Human Papillomavirus Testing: Updated Evidence Report and Systematic Review for the US Preventive Services Task Force. *Journal of the American Medical Association, 320*(7), 687-705. doi:10.1001/jama.2018.10400

Munoz, N., & Bosch, F. X. 1992. HPV and cervical neoplasia: review of case-control and cohort studies. *IARC Sci Publ*(119), 251-261. 取自https://www.ncbi.nlm.nih.gov/pubmed/1330915

Obermair, H. M., Bennett, K. F., Brotherton, J. M. L., Smith, M. A., McCaffery, K. J., & Dodd, R. H. 2021. Australian National Cervical Screening Program renewal: Attitudes and experiences of general practitioners, and obstetricians and gynaecologists. *Aust N Z J Obstet Gynaecol*. doi:10.1111/ajo.13310

Timmermans, S., & Buchbinder, M. 2010. Patients-in-waiting: Living between sickness and health in the genomics era. *J Health Soc Behav, 51*(4), 408-423. doi:10.1177/0022146510386794

江東亮。2017。〈公共衛生與預防醫學的區別：歷史觀點〉。《台灣公共衛生雜誌》36卷5期。

邱宜令、蘇娜鴻、戴鳳琴、吳素華、鍾舒芸、李玉霞、蘇斌光。2013。〈婦女對子宮頸癌認知及子宮頸抹片態度之相關性——以屏東縣東港地區為例〉《助產雜誌》55期，46－56。

林進修。1998。〈子宮頸抹片郵寄送檢 民眾反應熱烈，準確率高〉。《民生報》。

林惠賢、王琳華、劉淑敏、康啟杰。2003。〈屏東地區婦女接受子宮頸抹片檢查之相關因素〉《台灣公共衛生雜誌》22卷2期，127－133。

祝平一編。2013。《健康與社會：華人衛生新史》。臺北：聯經。

陳惠惠、魏忻忻。2005。〈子宮頸抹片檢查DIY 棉棒自我採集分泌物 寄回衛生單位判讀〉。《聯合報》。

陳曉齡。2012。〈沒有打HPV疫苗，會容易罹患子宮頸癌嗎？〉，見王文基、王秀雲、郭文華編《意外多重奏：STS如何重組真相》，164-189。臺北：行人出版社。

戴永華。2005。〈衛署研究 衛生棉採檢 驗子宮頸癌〉。《聯合報》。

思辨3

出錢、出力、走出去：社區關懷據點的接案生涯之活躍老化

Granting, Volunteering, Participating:
The Precarious Career Life of
Community Care Centers on Active Ageing

蔡博方

摘要

　　本章把「活躍老化」（active ageing）視為公共衛生政策中的「健康促進」（health promotion），簡述它從全球的發展，以及臺灣的實踐經驗，並藉由本書「政治／倫理／社會」的表格來檢視它的規範基礎。自從WHO在2002年透過「健康、參與、安全」三面向來界定「活躍老化」以來，臺灣社會也開始了一系列的政策建置。本文以2005年推行「社區關懷據點」政策為例，先簡述其發展與經營的多層次與多面向性質，再分別從政治、倫理、社會的範疇，對此提出相應的規範分析，希望讀者能對此公衛政策進行現象反思，並發展出自己的判斷依據。

一、活躍老化的政策脈絡與現況：世界與臺灣

　　隨著現代社會進入20世紀後期人口結構邁向高齡化，「活躍老化」（active ageing，AA）概念逐漸受到歐美各國的重視，在2002年正式由世界衛生組織提出定義為：「使健康、參與、安全得到最適化機會的過程，以促進民眾老年時的生活品質」（WHO 2002）。這個定義不僅為經濟合作暨發展組織（OECD）、聯合國歐洲經濟委員會（UNECE）等國際組織所採納，也是歐美各國制訂於高齡健康政策的重要參考架構。

　　舉例而言，歐盟（EU）國家就共同針對活躍老化制訂具有四大面向、共22項指標的「活躍老化指標」（active ageing index，AAI）：（1）就業、（2）社會參與、（3）獨立、健康及安全生活、（4）活躍老化的能力和支持環境（Zaidi et al. 2013；徐慧娟 2015）。[1] 雖然指標建構上仍有一些跨國差異與比較上的細節問題需要考慮，甚至以此作為基礎朝向未來開拓新的全球性活躍老化議題（張成秀 2015）。但是，僅從歐盟本身來看，27國在AAI總分最高的前五名是瑞典、丹麥、愛爾蘭、英國、荷蘭（徐慧娟

1　此四面向與其各自的內部指標（共22項）依序是：
　（1）「就業」，包含四項指標，分別是55-59歲、60-64歲、65-69歲、70-74歲的就業率；
　（2）「社會參與」，包含四項指標，分別是55歲以上的無薪志工活動、照顧子女或孫子女的活動、照顧老人或失能家人的活動、政治參與活動；
　（3）「獨立、健康及安全生活」，包含八項指標，分別是體能運動、醫療與牙醫可近性、獨立居住安排、相對中位數收入、沒有貧困風險、無嚴重物資缺乏、人身安全、終身學習；
　（4）「活躍老化的能力和支持環境」，包含六項指標，55歲時的平均餘命可達105歲的比例、55歲時健康平均餘命占平均餘命的比例、心理幸福感、使用資訊溝通科技、社會連結、教育程度。

2015：112）。對於WHO在「健康、參與、安全」的定義上，歐盟國家透過AAI的發展更進一步在全球範圍上產生了示範作用，成為非歐美地區國家在高齡政策制訂上的重要參考對象。

實際上，臺灣政府已經將國際上相關的高齡政策建議納入政策考量，例如：內政部的《人口政策白皮書》提及相關的高齡化因應部分（內政部 2013）。相較於在WHO的「活躍老化」與EU的活躍老化指標，臺灣政府機關也有許多相關的因應措施。行政院衛生福利部國民健康署在2015年，提出了「建構領航國際之活躍老化監測暨決策系統」進行相關研究計畫。建構臺灣版的活躍老化指標（Taiwan active ageing index，TAAI）是其中一個重要任務，可以理解全球的高齡化趨勢中，臺灣國家政策在「活躍老化」各面向的進展狀況，與其他國家之間的比較狀況（徐慧娟等 2017）。

根據徐慧娟等（2017）的研究，在EU的「就業」、「社會參與」、「健康安全生活」、「能力與支持環境」的比較架構來看，臺灣社會在第二面向的「社會參與」遠低於大多數歐盟國家。她們進一步探究「社會參與」中的四個次分項指標（志工活動、子女照顧、老人照顧、政治參與）卻發現：臺灣社會55歲以上民眾在「政治參與」（專指工會、政黨或政治組織）的比例程度明顯地低落。因此，臺灣學者們嘗試發展TAAI的核心任務，正在於建構更能貼切地捕捉臺灣社會本土的活躍老化指標，特別是修正UN的AAI四面向與22指標，使其更貼近於臺灣社會情境。

從這樣角度獲得的觀察，我們可以去思考：臺灣社會的高齡者真的比較少去從事社會參與方面的活動嗎？是否有哪些「工會、政黨、政治組織的參與」之外的其他活動，具有一定程度的公共性或社區性，可以被認為是社會參與面向上的活躍老化呢？

或者，我們可以反過來思考：臺灣的中高齡民眾日常的社區生活之中，可能有哪些具有公共衛生性質的政策，在影響著他／她們的活躍老化狀況呢？

在這樣的提問中，「社區照顧關懷據點」就是一個很適切的本土案例。一方面，它如實地呈現了臺灣民眾在活躍老化中被低估的「社會參與」，本身具有一定程度的公共性與社區性，卻未到達「工會、政黨或政治組織」的正式程度。另一方面，它在政府關於「健康社區」的整體規劃中，座落於「社福／醫療」的政策交會處，或許讓我們的目光容易忽略它在「活躍老化」上產生的公共衛生效果。因此，本章將以此政策作為個案，來探討臺灣社會在「活躍老化」上所具有的公衛意涵。

二、臺灣的「活躍老化」政策輸送：多層次與多面向

從概念性的「活躍老化」出發，臺灣政府過去有許多相關政策皆涉及到高齡者的照護與福利事務，而2006年是一個關鍵的分水嶺。在此之前，這些政策的發展比較著重在服務失能長者，而非健康長者；在2006年開始，行政院接連有一系列的「人口政策綱領」（例如：2006、2011、2014），在每次廣泛徵集意見並做出核定的策略方向之中，都有明確涉及到高齡議題的相關綱領制訂（李佳綺、胡淑真、李中一 2015：119）。

依循政策綱領的制訂，中央各部會則依照主管業務而被責成提出具體政策，其中，以教育部、勞動部、內政部、衛福部這四個部會最為明顯（李佳綺、胡淑真、李中一 2015）。教育部於2006年開辦各種與「樂齡教育」相關政策；勞動部於2008年

發布各種關於高齡化社會的勞動政策白皮書，活化「中高齡勞動力」的相關政策；內政部於2009年開辦有「友善關懷老人服務方案」等相關政策，建立在地老化的目標；衛福部也從2013年開始有一系列政策規劃，並且在2014年開始建置2015-2018年的「建構領航國際之活躍老化監測暨決策系統」。

　　依此可見，「活躍老化」理念具體落實在臺灣社會的過程，首先是政府的行政部門建立政策綱領，再到各部會提出具體政策，進而到地方（縣市）政府的執行。在這個政策輸送過程中，我們也同時看到了「活躍老化」的多層次與多面向的性質。這兩個性質可能都是我們在理解本章個案並且進行規範性分析的關鍵。

　　「多層次」指的不僅僅只是從行政權從中央到地方的層層輸送，更關鍵的是，有些政策是以「鼓勵政府與民間合作」的方式去執行。以「社區照顧關懷據點計畫」為例，在《建立社區照顧關懷據點實施計畫》與《建立社區照顧關懷據點輔導計畫》的法規中，政策執行機關分為「指導單位」（內政部）、「主辦單位」（縣市政府）、「承辦單位」（社會團體），其中的組織與人力大多來自於承辦單位，而經費來源在規定的「補助項目」可以經過審查之後來自於中央政府與地方政府，其餘部分由民間團體自行籌措（至少要編列二至三成以上的自籌款）。雖然實施策略包含「社區自主提案申請」、「輔導現行團體」、「培訓增能後設置據點」三種方式，大多數的分工狀況是：政府負責補助經費與定期管考，民間團體負責自籌經費與實際執行。

　　與此同時，「多面向」指的是「活躍老化」政策涉及不同的政府部門之間的整合與協作。舉例而言，「社區照顧關懷據點計畫」正是行政院於2005年推行的「臺灣健康社區六星計畫」六大

面向中的「社福醫療」一項，整合了當時的內政部與衛生署，也與「發展社區照顧服務」政策有所關連（社區發展季刊 2005）。此外，社區據點作為初級預防照顧的執行端，也與「長期照顧管理中心」有所連結，進而關連至目前的正式長期照顧服務（指居家式、社區式、機構式）。[2] 從衛政單位的觀點來看，這是地方政府在縣市衛生局結合轄區內的「醫療照顧機構」與「社區照顧關懷據點」的實踐；從社政單位的觀點來看，十年多的實踐經驗，正是2017年的「長照2.0」鼓勵「社區關懷據點」轉型為「C級長照巷弄站」的基礎。

　　綜合上述，我們可以瞭解到幾件事情。第一，「活躍老化」的理念是透過多層次與多面向的公共政策去實踐，其間不僅需要中央政府、地方政府、民間組織的合作，更呈現出逐漸模式化的分工：政府單位「出經費」與監督、民間團體「出人力」與被監督。第二，以「社區關懷據點」政策為例，2005-2017的實踐充分地體現「多層次、多面向」的性質，但是，政府端看似分殊的「視角」（例如：教育、勞動、內政、衛福）逐級從地方端進入社區端之後，卻未必能夠如此清楚地認定。因此，政策輸送的多層次與多面向，影響了社區關懷據點政策的實踐，更進一步成為本文提出規範性分析的基礎。

三、社區關懷據點的經營

　　從法規對於軟、硬體的規定來看，各縣市的社區關懷據點必

2　可參見2005年行政院通過的《建立社區照顧關懷據點實施計畫》，其中，「附件一：社區照顧關懷據點與相關照顧服務資源關係圖」，本文將其置於文末「附件」。

須提供「關懷訪視、問安轉介、餐飲服務、健康促進」之中至少
三項服務，同時，在硬體空間上的也有相關規定。從實踐經驗來
看，社區據點的「活躍老化」的樣貌雖然有各地的差異性存在，
但仍然展現出以下幾種特徵。

　　第一，開辦空間並不難尋找，但申請團體的性質則有城鄉差
異，更影響了社區關懷據點的實際經營。空間使用上主要以既有
閒置空間為主，大致上有四種來源：（1）里民會堂或社區活動中
心、（2）租用或低價提供的一樓民宅、（3）宗教聚會場所、（4）
政府部門挪撥空間（羅秀華 2010）。以北部地區為例，都會區
（例如：臺北市與新北市）的申請團體有二分之一是「村里社協」
（指，村里辦公室或社區發展協會），人民團體與福利專業團體
各占四分之一比例；相較之下，非都會區則是村里社協占四分之
三、人民團體占四分之一，幾乎無福利專業團體（羅秀華、黃琳
惠 2009：14-19；王仕圖 2013）。由此看來，除了穩定比例的人
民團體（主要都是宗教團體）之外，社區關懷據點在非都會區大
多數仍掌握在比較具有政治意味的村里辦公室或社區發展協會，
而福利專業團體的參與機會較少。

　　除了空間與申請團體的特質，社區關懷據點的經營呈現「非
正式協調高於正式協調」特徵（王仕圖 2013；卓春英 2017）。究
其原因主要有三：經營者本身性質（主事者大多也擔任其他組織
角色）、財務與人力的來源多元化（較少聘任專兼任人員，依賴
居民志工）、對外連結對象（以政府部門與醫療機構為主）。這
三種狀況讓社區關懷據點的經營大多依靠人際關係之間的非正式
協調，同時，這也使得所提供的四種服務呈現明顯高低比例（由
高至低）：（1）健康促進（可以收費請外面老師來帶，容易吸引

到個案參與）、（2）關懷訪視（需要人力打電話與訪視，但能訪視者變動不大）、（3）問安轉介（需要人力溝通協調，但個案未必符合轉介條件）、（4）餐飲服務（人力之外還需要食物費用與開伙條件，最難執行）。因此，即使有諸多組織面與經營面的問題，「健康促進」仍展現為社區關懷據點主要的「特色服務」（王仕圖 2013；余金燕等 2009）。

　　第二，現行社區關懷據點的運作方式致力於「健康促進」活動的專業化，並因此帶出了另一種資源連結的可能性。健康科學（health sciences）方面的「體適能運動方案介入」就是一個明顯的例子（呂寶靜 2014；馬振來等 2017；陳家慶等 2018）。在健康與福利方面的組織與人力不足的情況下，社區關懷據點的健康促進活動雖然是四項服務提供比例最高的一項，大部分的操作仍是由社區志工來帶領高齡長者進行各種「樣版運動」。然而，近年來不少社區關懷據點開始引入運動與健康專業的資源，引入「健康科學」的觀念，重新設計原有的（非嚴格意義下的）「健康促進」活動。以體適能活動為例，其「完整性」則增添了許多要素，例如：運動前的評估、運動成效的檢測、活動內容設計（生動化）、運動課程的連續性（12週）、提供相關衛教資訊與健康諮詢。此外，體適能課程也能從「一般體適能」的概念特別延伸出「功能性體適能」的活動設計，以達成預防高齡者常見疾病的作用，例如預防「肌少症」（sarcopenia）。

　　這些引入專業觀念與師資的健康促進活動，不僅可以達到較為科學的設計、評估與測量，以確認健康促進活動具有統計上顯著的成效，更同時為社區關懷據點帶進了另一種「協力網絡」的可能性（卓春英 2017）。過去社區關懷據點與鄰近醫療院所或照

管中心的協力方式，大多是以個案轉介為主，而在諸如「體適能運動介入」等健康促進活動之中，據點鄰近的醫護人員與大學資源可以適時地作為「專業人士」的角色被引進來。這樣的協力方式可能是「社區端」發動，基於新興經費申請、吸引或維持個案數等等的動機，也可能是由「專業端」發動，基於開發醫療院所的外展業務、實踐大學社會參與等等的動機。不論如何，「健康促進」活動作為社區關懷據點最具吸引力的服務，有助於發展過去僅以「文康活動」為主的經營模式，這不僅作為衛政體系和社政體系彼此整合的例子，同時也是「專業」與「社區」相互協力的例子在彰化、高屏地區都有這樣的案例（余金燕等 2009；黃松林等 2012；黃松林、趙善如 2007）。

　　第三，政治學方面的研究已經指出，社區關懷據點的經營仍可能受到中央政策規劃與地方政治生態的影響（湯京平、陳冠吾 2013；蔡育軒、陳易君、王業立 2007；趙卿惠 2016）。一方面，社區關懷據點在地方的布建過程受到過去社區營造的延續性、地方政治所留下來的人際網絡所影響，特別是村里長系統與社區發展協會系統在定期選舉動員可能產生的影響。另一方面，社區關懷據點從輔導申請、經費補助到督導考核，都與縣市政府的相關單位有定期的關係。因此，對於縣市首長在社會團體之經營，可能有資源分配上出現「侍從主義」的狀況。整體來說，地方人脈與政治生態是作為社區關懷據點經營的關鍵外部因素。

　　除此之外，中央政策於2017開始的「長照2.0」十年計畫對於社區關懷據點的規劃產生明顯的影響，甚至開啟了社區關懷據點經營的新時代。其中，對於經營影響大的，是長照2.0政策規劃中的ABC體系建構：培植A據點（社區整合服務中心）、擴充

B據點（複合型服務中心）、廣布C據點（巷弄長照站）。在部分的實踐中，雖然社造政策與長照政策都有各自的補助經費，但實際地點常常是同一地點，同一經營組織去申請多個來源的經費。但是，當中央的政策開始鼓勵社區關懷據點申請成為「巷弄長照站」時，過去經營的「四選三」服務（關懷訪視、問安轉介、餐飲服務、健康促進），則必須調整為「日臨托或喘息服務、預防或延緩失能、共餐或送餐服務、社會參與活動」。在服務項目的變化之外，同樣可能產生轉型困難的是經營時間的最低要求，達到每週五天，每天六小時。在這樣的狀況下，許多社區關懷據點限於自身能量不穩或不足的狀況，未必能將過去（以健康長者為對象）主要的「健康促進」活動，逐步轉型成（以亞健康或失能長者為對象）的日托、臨托與延緩失能服務（許君強等 2019；謝聖哲 2018）。即使轉型成功，「日托、臨托與延緩失能服務」卻主要針對失能者，而非過去常服務的健康與亞健康者。這種服務對象的位移讓遊移在「長照C據點／社區關懷據點」間的運作產生不少困難。

　　以上初步刻畫了「活耀老化」政策在社區關懷據點的操作狀況，接著，本文以此提出相關的規範分析。

四、規範分析

　　本文提出的規範分析可以分成政治、倫理、社會三個範疇。政治範疇主要審視國家機關（行政、立法、司法）提出公衛政策之目的與背景，再從Gostin（Gostin & Wiley 2016）公共衛生法的討論來進行分析；倫理範疇則一方面從Childress（2002）提出的

五項指標進行形式檢視，另一方面借用Buchanan（2000）對於健康促進活動的倫理分析進行實質檢視；社會範疇則借用Young的「差異正義」概念與Weicht的「同情式年齡歧視」（com-passionate ageism），對於社會與文化方面的不正義進行分析。

（一）政治範疇

　　在政治範疇的規範分析，我們可以看到，「社區關懷據點」作為公衛政策的過程，大部分是具有其規範基礎的。不僅政策目的是針對人口老化的全球趨勢，也從企圖將政策資源逐級落實在社區的層次。在臺灣社會中，此類政策的形成背景也具有人口政策總體規劃的方向，並且結合社政與衛政單位，展現為「臺灣健康社區六星計畫」的一環。此外，作為國家對於社會的政策介入，「社區關懷據點」計畫並不存在著行政、立法、司法部門之間的相互衝突，其中，行政院的內政部雖未有「法律」層次的規範進入立法院審核，卻仍必須在行政法規、預算審核的面向上受到立法機關的監督，目前為止，這樣的政策實行尚未形成相當的司法爭議案件。

　　在政治範疇內我們逐一檢視了相關環節並且確認其規範基礎之後，並不代表社區關懷據點的政策不存在著需要反思的規範問題。如前所述，行政機關主導的政策執行過程中，一個值得深思的關鍵問題在於：在大多合理且合法的政策規劃中，其實踐過程是否存在權責失衡的「行政倫理」問題？在社區關懷據點的經營採用「補助」模式，政府機關（中央與地方）與社會團體之間的權責分配是否適當？換句話說，財源人力、組織等等不甚穩定的社區關懷據點，是否被賦予了與其能量不相稱的「過多期待」？

　　知名的公共衛生法學者Gostin（2019）結合了行政法學與公衛科學在美國社會的實踐經驗，以「支出權」（power to spend）的概念來描述這樣的公衛政策介入。[3] 當政府透過公共預算去執行「社區關懷據點」這樣具有公衛性質的支出權時，我們可以重新檢視這個權力發動的過程是否有其應然基礎，同時，我們也應該思考這個權力從政府到社會的運行是否權責相符？甚至，如果有朝一日「社區關懷據點」計畫不再受到政府預算補助，或被鼓勵併入其他政策計畫（例如：長照2.0的巷弄站）的時候，政府調整此一「行之有年」的支出權是否合宜？這些都是值得思考的問題。

　　更實際地說，這樣的倫理反思牽涉到「政策服務輸送」議題，例如：「委外」（contracting out）或「公私協力」（public-private collaboration）的問題（曾冠球 2017；黃源協、蕭文高 2006；孫煒 2016）。政府脫離同時作為「資格限定」與「服務供給」的傳統角色，「補助」（grants）模式帶進了社區組織，將二元關係（政府—人民）擴展為三元關係（政府—社區組織—人民）。[4] 三元關係的形成使得我們在既有的「政治範疇」規範分析之外去思考：過去「政府—人民」關係的「資格限定與服務提供」都交由

3　Gostin 將促進公眾健康的法律干預分為直接管制、間接管制、解除管制。相對於立法權提出新法規、司法權受理侵權訴訟之外，行政部門最常使用的是各種「間接管制」，其中，「課稅權與支出權」（the power to tax and spend）是兩種對於健康不平等進行重分配的政策工具。前者最常見的是針對各種健康風險行為加以課稅，後者則常見於各種社會保障項目。

4　根據蕭文高（2007:291圖3）所提供的三種分類（政府提供、契約委外、補助模式）與其分析。傳統的「政府提供」在政策的規範關係上僅有「政府—人民」二元關係之中同時存在著「資格限定」與「服務提供」，而「契約委外」僅是在三元關係中各自擺放「資格限定」、「服務提供」、「契約」。反倒是「補助模式」顯得較為權責不清，社區組織取代政府的角色，與人民進行著「資格限定」與「服務提供」，而卻只受到政府在財務補助或行政管考的監督。

社區組織來執行，而補助模式中政府（包含中央與地方）僅退居成為「補助與管考」的角色，這會產生哪些值得思考的規範性問題？以社區關懷據點為例，既有研究指出兩類問題：一方面，社區組織代位對人民進行帶有「資格賦予」（entitlement）意義的篩選，可能排擠到部分無法參與的長輩，卻同時僅負擔低於政府單位的「可課責性」（accountability），因而產生服務接受者（或被排斥者）可能投訴無門的窘境（蕭文高 2007: 289-295）；另一方面，從「補助模式」中的社區關懷據點經營者的角度來看，它們仍必須面對理念與營運自主性喪失、科層作業繁複、團體所獲支持不足卻承擔過高風險、志工人力老化與疏離感等問題（卓春英 2017: 127-128；蕭文高 2019）。

　　因此可見，社區關懷據點作為公衛政策，在政治範疇中的規範基礎是有些分歧的。在政策形成的相關環節似乎有其規範基礎，但是，在政策輸送的過程中卻未必如此，而是存在著更多值得反思的問題。

（二）倫理範疇

　　在倫理範疇的規範分析，我們可以看到，「社區關懷據點」中的健康促進服務作為「活躍老化」公衛政策，在有效性、比例性、必要性、最小傷害的面向上似乎找不到明顯違反的狀況。政府（衛福部社會及家庭署，以下簡稱社家署）定期蒐集此政策執行成效方面的數據（例如：歷年的評鑑、服務人次等等），[5]可以證成政策的有效性與符合比例，而社區關懷據點的業務同時具有

5　相關資料可參考衛生福利部社會及家庭署建置的「社區照顧關懷據點服務入口網站」https://ccare.sfaa.gov.tw/home/index。

衛政與社政的性質，這個政策介入具有必要性，且不至於造成過大傷害。然而，在社區關懷據點逐步建置與考核的過程中，「公共辯護」與「公共參與」的問題，卻值得我們進一步思考。

公共辯護指的不僅僅是政策介入者對於過程的公開，同時也包含對於此政策可能帶來的傷害，進行公開說明與討論。但是，在衛福部社家署的官方網站上，大多是正面的訊息（例如：成果花絮、感動故事），至於此政策對於地方社區或（接受服務的）高齡者可能帶來的傷害（例如：汙名化、社會排斥），則必須在社福領域的研究中才能看到反思（郭登聰 2014；羅秀華、黃琳惠 2009）。公共參與的問題也有類似的缺陷。由於社區關懷據點的建置與評鑑主要是由行政部門進行主導，即使在過程中可能有意見表達、審議決策的公眾參與，但是，不免會因為考量到經費補助與行政督導，而受到不少影響。這呼應了本文第二節以「多層次、多面向」來理解政策輸送的基本架構的看法。從公共辯護與公共參與相對於其他四項倫理分析指標顯得較值得深思，我們似乎發現了一種與既有公衛政策介入常見的倫理分析不同的樣態：在社區關懷據點的個案中，政策執行者並非強制性、管制性的介入，倫理思考的目光也隨之逐漸從「手段」轉到「目的」。

因此，Buchanan（2000）對於健康促進的倫理分析有助於我們進一步思考。他認為，健康促進可能引起三種不同的倫理考量。首先，健康促進可能帶有一些對人性預設（例如：自主、尊嚴、責任）的威脅，實際上各種促進方案多少都帶有「不夠健康者『怠於』維持健康或減少危險因子」的想法；其次，「不夠健康者」與「推行健康促進者」之間不只是健康狀態的差距，而更可能是生活形態或目標上的差異，因而後者可能對前者同時在

進行著文化壓迫；第三，健康促進活動即使有其（可測量的生理心理）成效，仍然無法釐清規範性的價值選擇問題（例如：何謂好的、幸福的生活方式）的狀況下，卻還是可能依此逕行「過度宣稱」。

　　從Buchanan的倫理考量來看，我們可以進行兩個倫理分析。一方面，在社區關懷據點提供的「健康促進」服務作為政策介入時，這是否會是「讓某些群體成為另一些群體（所設定之目標）的一種手段」而已，亦即：回歸康德式（Kantian）倫理學的基本原則去檢視「人作為目的而非手段」的問題。另一方面，在社區關懷據點進行的健康促進活動之中，高齡者同時獲得「健康成效」與「照顧關係」，但是其中值得進行倫理思考的地方在於：短時間能獲得的健康成效在實踐中受歡迎或受重視的程度更甚於需要長期經營的照顧關係，因而使後者受到忽視。[6]

　　必須補充說明的是，不論是2005年開始的社區關懷據點，或是2017年開始受到長照2.0政策鼓勵成為C據點，甚至是無法或不考慮成為C據點的社區關懷據點，其中的各種活動所帶有的「日間照顧」性質，大多仍以健康長者為主，亞健康或失能長者較少。[7]然而，也正因為社區關懷據點的此種特性，我們才更需要思考「健康」與「健康促進」這種看似無可非議的理念下，在活動實踐過程中可能需要引入的倫理考量。

6　相似的狀況也可能發生在「健康促進者」（例如：到社區據點帶進健康促進方案的各種「老師」）與社區關懷據點「志工」之間的差別待遇。

7　關於社區關懷據點在社區式日間照顧的光譜上，所座落的位置為何、長輩的健康狀態、照顧密度、照顧專業程度、在地化程度，可參考蕭文高（2019:141 圖1）所提供的圖示。

（三）社會範疇

　　在社會範疇的規範分析，我們透過Young（1990）的「差異正義」概念而建立的「壓迫的五張面孔」架構進行分析。在此，我們將前三種壓迫（指剝削、邊緣化、無能）放在「勞動壓迫」的範疇下，與「文化壓迫」與「暴力壓迫」相對照，並且同時嘗試在分析的過程中辨識出可能的受壓迫「社會群體」。

　　社區關懷據點進行的各種健康促進活動，較不可能引起「暴力壓迫」，而主要可能是「勞動壓迫」與「文化壓迫」。其中，「勞動壓迫」主要發生在社區關懷據點經營中的兼職人員與志工人員身上，而「文化壓迫」則主要可見於參與（或無法參與到）社區關懷據點之活動的高齡者們。

　　很明顯的，社區關懷據點的經營模式多以兼職或志工為主，而存在「勞動壓迫」的問題（王仕圖 2013；陳正芬 2017；郭登聰 2014；蕭文高 2019）。「剝削」不僅存在於受聘的專職人員，更存在於兼職與志工人員，在他／她們為社區關懷據點經營的過程中，勞動成果持續地被轉移至申請單位的負責人作為或指導單位的政府部門作為「績效」與「成果」。此外，這些專兼職與志工也可能同時受到「無能」的勞動壓迫，特別是近年來也開始有呼籲希望可以引入其他「專業」（例如：社工、社福、健康、醫護等人員），進來參與「提升」社區關懷據點的活動能量。至於「邊緣化」壓迫則可能以兩種方式存在：一者，未能成功地申請到經營社區關懷據點的其他在地團體，雖然可能有長期在地方上活動的經驗，但是，卻可能基於申請審核等相關因素而被排斥在外；二者，基於地方特定的「非正式」經營方式，可能會排擠到不同職業或性別、既有人際關係、個人健康狀態不同的長輩參與

進社區關懷據點的活動。

　　至於「文化壓迫」則可能存在於「福利倚賴／福利排斥」兩方面。一方面，參與社區關懷據點活動的長輩（例如：獨居、亞健康、社區少數的長者），可能會被視為（不論長期或短期的）福利倚賴者。在他／她們接受社區關懷據點所提供的服務的過程中，「未能獨立自我照顧」的依賴形象則同時被建構起來，成為一種潛在的文化壓迫。另一方面，基於各種因素（例如：時間、距離、人際關係等等）而未能參與社區關懷據點的長者，也可能被遭受到「福利排斥」的壓迫。或者被視為已有足夠的個人或家庭資源，不應該來再次使用社區關懷據點的公共資源，或者被歸責為個人因素（健康狀況不佳、參與動機不足），而自我排斥於社區關懷據點所提供的服務。如同奧地利社會學者Bernhard Weicht（2015）指出，在各種「活躍老化」的政策之中仍存在著各種二元對立的建構（例如：獨立／依賴、健康／疾病），而接受此政策的長者容易被建構為依賴的、易受傷害的、和社會關係上的他者。Weicht稱此現象為「同情式年齡歧視」（compassionate ageism）：在缺乏足夠意識的權力不對等關係中，展現出一種上對下的慈善或施捨姿態，從而讓接受者感受到被貶低。

　　整體來看，「勞動壓迫」（剝削、邊緣化、無能）與「文化壓迫」（福利倚賴／福利排斥）之間存在著相互交織的關係，但是，受到壓迫的未必只是同一類社會群體，而可能是圍繞在社區關懷據點中的專兼任人員、志工人員、參與或未參與社區據點活動的長者、未能申請到社區據點經營的地方團體等等。以下，透過表3-1來整理本文的政治、倫理、社會範疇的規範分析。

表3-1、社區關懷照顧據點的規範分析架構

項目	內容
政策目的	面對高齡化社會的趨勢而建立的「活躍老化」，並且將其落實在社區的在地層次
形成背景	臺灣社會透過人口政策方向責成各部會（2005年）
立法	內政部的《建立社區照顧關懷據點實施與輔導計畫》
行政	中央與地方政府出經費，供社會組織申請的「補助模式」，引出新的規範分析需求
司法	不適用
有效性	達成布建數量、服務人次的預設目標
符合比例	政策效益高於造成的侵害
必要性	不適用，結合社政與衛政的手段，但未必是最後手段或無其他更優替代方案
最小傷害	不適用，並未存在一般道德考量造成的最小傷害

五、結語

　　本文將「活躍老化」視為公共衛生政策中的「健康促進」，並以「社區關懷據點」政策為個案，描述其多層次與多面向性。接著，本文分別從政治、倫理、社會的範疇，提出相應的規範分析。政治範疇主要審視國家機關（行政、立法、司法）提出公衛政策之目的與背景，從Gostin公共衛生法的討論來進行分析；倫理範疇則結合Childress提出的五項指標進行形式檢視，與

項目	內容
公共辯護	政策執行者以公開透明的方式向大眾解釋介入手段，但未必涵蓋可能造成的傷害
公共參與	公眾可能以諮詢顧問或評審委員的角色參與政策管考
勞動壓迫	- 可能造成專兼職者或志工的勞動成果被穩定地轉移給受益的申請團體或主管機關； - 社工／社福、醫護／健康方面的專業者可能使非專業者更形無能力； - 未能申請到據點經營的在地團體被剝奪參與的機會； - 因其生理心理或社會條件而無法參與的長者被置於無法參與的狀態
文化壓迫	- 可能造成接受服務的長者被視為依賴者或被動者的形象建構； - 可能造成未接受服務的長者被視為個人因素而生的自我排斥； - 普遍化健康促進推行者的經驗並隱藏其中的規範性意涵
暴力壓迫	不適用

Buchanan對於健康促進活動的倫理分析進行實質檢視；社會範疇則借用Young的「差異正義」概念與Weicht的「同情式年齡歧視」，對於社會與文化方面的不正義進行分析。本文初步發現，在政治範疇中，該政策形成的法律與倫理程序較無爭議，但在服務輸送的執行面已改採「補助」模式，因而可能有「官方民間權責不對等」與「政策信賴關係之延續與變化」等等的潛在問題；在倫理範疇中，雖未有公權力介入的手段上瑕疵，卻可能在目的

上有著「某些人成為另一些人之手段」與「健康成效壓過照顧關係」的隱憂；在社會範疇中，雖然較少「暴力壓迫」存在，卻同時有不同形態的「文化壓迫」與「社會壓迫」，而部分參與／未能參與的長者、專兼任／志工人員則為其中主要受壓迫群體。

　　綜論之，作為一種結合健康促進與活躍老化的公衛政策，社區關懷據點政策存在著不少規範分析得以介入之處，值得持續關注與反思。

※ 問題討論

1. 當代盛行的「新公共衛生」理念將公衛介入的關注點，轉向了慢性病與健康促進，同時，國家的政策介入手段又展現為間接管制的「稅收與支出」權力時，甚至在政策執行採取各種「委外」做法，那麼，你會怎麼理解這種形態的「公衛政策」呢？它們在強制色彩較淡的意義下，就能夠更容易使其目的或手段被接受嗎？它們的服務提供者由行政機關轉變成社會團體時，又該如何重新界定兩者與人民之間的三元關係？

2. 作為公共衛生的一種實行策略與方法，「健康促進」可能呈現為衛生政策與其他政策（例如：社福、教育、勞動）鑲嵌在一起的狀態，這個時候你會如何理解其中蘊含的多元價值立場、它們之間可能的衝突與排序呢？以「活耀老化」為例，WHO所強調的「健康／參與／安全」的三個面向、或EU的AAI指標的四個面向（「就業」、「社會參與」，「健康安全生活」、「能力與支持環境」）作為多元價值立場，你認為，「健康」如何能優先於其他價值呢？

3. 在作為世界趨勢的當代社會中，你認為，「老化」過程需要被加上一種應該「更主動」或「更成功」的規範性期待嗎？為什麼？在政府部門推行「活耀老化」政策的時候，我們可以如何避免汙名化或標籤化符合（與不符合）這些標準的高齡者群體？「老化／活化」是兩件相互矛盾的事情嗎？或者它們可以有相容並存的節奏？最後，你認為，在「老化」的過程中，身心狀態與社會關係這兩件事情，可以如何被再次「活化」起來呢？

※ 議題進階閱讀

1. 如果想了解臺灣社會近年來的活耀老化政策可參考陳肇男
   等，2012，《活耀老化：法規、政策與實務變革之臺灣經
   驗》。至於臺灣與國際之間的對比，可以參考Hsu, H. C.,
   Liang J., Luh, D. L., Chen, C. F. & Lin, L. J. 2019. Constructing
   Taiwan's Active Aging Index and Applications for International
   Comparison. Social Indicators *Research*. https://doi.
   org/10.1007/s11205-019-02128-6。

2. 如果想了解社區關懷據點的實踐經驗，可參考《長期照護
   雜誌》的專刊（2015年的19卷2期）。至於從「社區／宗
   教／專業（這裡僅指社會工作）」三種力量來理解社區據
   點，可參考羅秀華、黃琳惠，2009，《台北都會的社區關
   懷據點》。至於從政策輸送的角度來反思社區關懷據點，
   則可以參考卓春英（2017）、蕭文高（2019）。

3. 關於健康促進的反思研究，可以參見以下三本書。從健
   康政策科學的角度分析健康促進的政策過程，論文集
   Clavier, C.& Leeuw，E. ed. 2013. Health Promotion and the
   Policy Process (1st ed.). Oxford: Oxford University Press. 從
   社會學的觀點對於健康促進進行批判性分析，並注重
   其中的消費、生活風格、風險等因素，可參見Bunton,
   R., Nettleton, S. & Burrows, R. ed. 1995. The Sociology
   of Health Promotion：Critical Analyses of Consumption,
   Lifestyle, and Risk. London: Routledge.

參考文獻

Buchanan, David. 2000. *An Ethic for Health Promotion: Re-thinking the Sources of Human WellBeing*. New York: Oxford University Press.

Bunton, R., Nettleton, S., & Burrows, R. ed. 1995. The Sociology of Health Promotion : Critical Analyses of Consumption, Lifestyle, and Risk. London: Routledge.

Childress, James F, Faden, Ruth R, Gaare, Ruth D, Gostin, Lawrence O, Kahn, Jeffrey, Bonnie, Richard J, Nieburg, Phillip. 2002. Public health ethics: mapping the terrain. *The Journal of Law, Medicine & Ethics, 30*(2), 170-178.

Clavier, C., & Leeuw, E. ed. 2013. Health Promotion and the Policy Process (1st ed.). Oxford: Oxford University Press.

Gostin, Lawrence O., & Wiley, Lindsay F. 2016. *Public Health Law: Power, Duty, Restraint (Third Edition)*. Oakland, CA: University of California Press.

Hsu, H. C., Liang, J., Luh, D. L., Chen, C. F., & Lin, L. J. 2019. Constructing Taiwan's Active Aging Index and Applications for International Comparison. Social Indicators *Research*. https://doi.org/10.1007/s11205-019-02128-6

Young, Iris Marion. 1990. *Justice and the Politics of Difference*: Princeton University Press.

Weicht, Bernhard. 2015, *The Meaning of Care: The Social Construction of Care for Elderly People*. Palgrave Macmillan.

Zaidi, A., Gasior, K., Hofmarcher, M. M., Lelkes, O., Marin, B., Rodrigues, R., Zolyomi, E. 2013 *Active Ageing Index 2012: Concept, Methodology and Final Result*. (UNECE Grant No: ECE/GC/2012/003), Vienna: European Centre.

王仕圖。2013。〈非營利組織在社區照顧服務的協調合作：以社區照顧關懷據點為例〉。《臺大社會工作學刊》，27期，185-228。 doi: 10.6171/ntuswr2013.27.05。

余金燕、李俐瑩、石宛婷、蘇惠甘。2009。〈社區關懷據點推行老人日托服務現況初探──以高高屏三縣市為例〉。《安泰醫護雜誌》，15卷2期，81-96。doi: 10.7078/tsmhmnjn.200906.0081。

李佳綺、胡淑貞、李中一。2015。〈臺灣活躍老化政策的現狀與未來發展〉。《長期照護雜誌》，19卷2期，117-126。doi: 10.6317/ltc.19.117。2015，社團法人台灣長期照護專業協會，2015。《長期照護雜誌》19卷2期。

卓春英。2017。〈社會福利民營化之實踐與省思－以社區照顧關懷據點之實施為例〉。《社會發展研究學刊》，19卷5期，112-140。doi:10.6687/JSDS.2017.19.5。

林嬪嬙。2014。〈國民健康署「友善高齡－活躍老化」〉。《醫療品質雜誌》，8卷3期，44-47。

孫煒。2016。〈台灣地方社會服務契約委外的績效與競爭〉。《公共行政學報》，51期，1-33. doi:10.30409/JPA.201609_(51).0001。

徐慧娟、梁浙西、陸玓玲、陳正芬、董和銳。2017。〈我國活躍老化之現況與國際比較〉106年度領航國際活躍老化成果論壇。

徐慧娟。2015。〈活躍老化指標初探〉。《長期照護雜誌》19卷2期，109-115。doi: 10.6317/ltc.19.109。

馬振來、郭俊巖、呂季芳。2017。〈體適能導入社區關懷據點對高齡者身心健康影響之探討〉。《社會發展研究學刊》，20期，1-38。 doi: 10.6687/jsds.2017.20.1。

張成秀、盧希鵬、羅天一、楊培珊。2015。Active Aging: A Systematic Literature Review of 2000-2014 SSCI Journal Articles.《臺大社會工作學刊》，32期，177-224。doi: 10.6171/ntuswr2015.32.05

許君強、胡哲豪。2018。〈臺灣推動老人健康促進之回顧與前瞻〉。《健康促進暨衛生教育雜誌》，42期，39-65。

許君強、廖文婷、周星宇、黃資富。2019。〈巷弄長照站之挑戰與對策──兼論健康促進扎根社區之芻議〉。《健康促進暨衛生教育雜誌》43期，105-131。

郭登聰。2014。〈建構「高齡友善城市」：從活躍老化到在地老化的重要課題──以社區照顧關懷據點為例〉。《輔仁社會研究》4期，1-42。

陳正芬。2017。〈成功老化或活躍老化？輸送基礎以及未來轉型之探討對〈社區據點服務品質與成功老化提升程度關連性之初探：政府角色認知的調節效果〉的對話與回應〉。《公共行政學報》53期，121-129。

陳家慶、張棋興、林春香、吳孟純、梁忠詔、江姿儀。2018。〈以因材施教模式運動計畫介入對社區關懷據點老人在體能活動表現成效之初探〉。《台灣老年醫學暨老年學雜誌》，13(2)，100-117。

曾冠球。2017。〈良善協力治理下的公共服務民間夥伴關係〉。《國土及公共治理季刊》5卷1期，67-79。

黃松林、趙善如。2007。〈社區照顧關懷據點模式之研究──以高雄市為例〉。《台灣健康照顧研究學刊》2期，61+63-90。doi: 10.29750/tjthca.200701.0003。

黃松林、汪中華、楊秋燕。2012。〈社區照顧據點服務與社區生活滿意度之探討──以彰化縣據點為例〉。《社會發展研究學刊》11期，86-110。doi: 10.6687/jsds.2012.11.4。

黃源協、蕭文高。2006。〈社會服務契約管理：台灣中部四縣市社會行政人員觀點之分析〉。《臺大社會工作學刊》13期，173-217。

趙卿惠。2016。〈民進黨的扶老政策與半侍從結構──臺南縣關懷據點的分析〉。《政策與人力管理》，7卷2期，1-46。doi: 10.29944/ppm.201612_7(2).0001。2005，衛生福利部社會及家庭署，2005。

《社區發展季刊》。

蕭文高。2007。〈臺灣社區工作的政策典範與治理——社區照顧關懷據點的省思〉。未出版之博士論文。南投：國立暨南國際大學。

蕭文高。2019。〈社區組織參與老人預防照顧體系之社區治理分析〉。《臺大社會工作學刊》40期，131-166。doi: 10.6171/ntuswr.201912_(40).0004。

謝聖哲。2018。〈從社區照顧關懷據點到巷弄長照站：挑戰與困境〉。《台灣社區工作與社區研究學刊》8卷1期，1-34。doi: 10.3966/222372402018040801001。

羅秀華、黃琳惠。2009。《台北都會的社區關懷據點：社區、宗教與專業力的結合實踐》。臺北：松慧。

羅秀華。2010。〈社區關懷據點的使用空間分析〉。《東吳社會工作學報》22期，51-87。doi: 10.29734/sjsw.201006.0003。

內政部。2013。《人口政策白皮書——少子女化、高齡化及移民》。臺北：內政部。

附件：社區照顧關懷據點與相關照顧服務資源關係圖

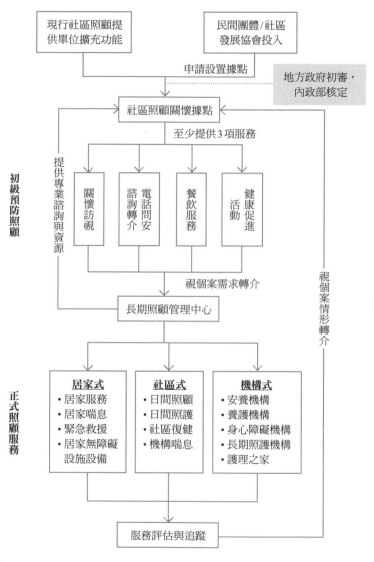

資料出處：行政院94年5月18日院臺內字第0940016301號函「建立社區照顧關懷據點實施計畫」附件一。

第二篇

價值選擇

Value-Laden Choices

思辨 4

為防止人們因為工作傷亡，政府可以限制我的工作權嗎？

To Protect People from Occupational Accidents, Could Authorities Limit My Right to Work?

劉曦宸

摘要

　　職業安全健康政策的制定，一開始是經由無數的勞工運動、引發社會改革人士的支持後，政府才陸續通過各種相關法令。「擁有安全、健康的工作條件」是人權，但現今由政府或專家學者主導的政策內容精英政治，不會有為了保障人民的職業健康，反而侵犯了其他人權（如：工作權、隱私權）的狀況嗎？本章將以「社會心理危害」這項新興的職場健康危害為例，討論日本在保護受僱者免於因「工作壓力」造成心理健康問題的議題上，是否有過度保護的問題，並以日本的政策為借鏡，討論未來臺灣在制定相關的因應政策上，有什麼可以學習或注意的地方。

一、「沒有人應該因為他的工作死亡」（No one should die for their job）

　　工業革命是人類歷史上的一個重要轉捩點。18世紀中，發生在英國的工業革命改變了英國都市的風貌，除了有到處林立的工廠，還有往都市集中的人民，然而在資本主義之下，有愈來愈多的孩子成了便宜好用的童工，資本家為了節省成本、增加產能，勞工也在惡劣的條件之下工作；19世紀初，一些慈善家站出來為童工爭取權益，勞工階層本身也為了低工資、長工時等問題走上街頭展開了多年的工廠運動（Factory Movement）。

　　1802年之後，英國政府制定並多次修改《工廠法》（1802年稱《學徒健康與道德法》〔Health and Morals of Apprentices Act〕），以規範童工的僱用年紀與工時，不過這並沒有對雇主產生遏阻作用，在雇主並不理睬的狀況下，法律形同虛設；1833年，英國政府通過了新的《工廠法》，除了調整童工僱用年齡及工時的規定，還有制定了類似現在的勞動檢查制度，由政府設置的督察員來監督法規的執行，不過，勞工階級不斷提出的「十小時法案」並未通過，督察員是否公正也受到勞工階級的質疑，再加上成年勞工仍不適用新的《工廠法》，雇主也不見得會遵守法規，工廠運動與反貧民法運動結合，形成了19世紀中葉時英國的憲章運動（Chartist Movement）（呂進財 2009）。

　　在〈背景介紹A〉中我們提過：「政策」是公共衛生的本質要素之一，在民主國家，形成政策與執行政策的政治權威來自憲政體制。英國的憲章運動訴求的是讓勞工也能夠參與政治，雖然

運動的結局是失敗，但這凸顯了〈背景介紹A〉中我們提到政策上「壓迫」的問題；在憲政體制中，我們必須要有代理人將我們的意志透過立法具現化，在《工廠法》的例子中，我們看到一開始保護勞工職業安全與健康的政策法令，是透過勞工自己形成一股強大的「民意」，促使制訂政策的議題設定時所需的問題流（problems）、政治流（policies）、政策流（politics）（Kingdon 2003）都到位之後，才逐步被實現。

另外一個起源於民眾意向的職業安全健康保護政策，是德國的職災保險。我們都知道現行的社會保險制度起源於德國，在1884年以前，除了幾個零星的法律（1794年《普魯士普通法》、1871年《帝國雇用人責任法》）有規定特定行業的雇主對職災勞工有賠償責任或照顧義務外，勞動者遭遇職災後主要是依賴彼此間互助救濟的共濟制度；以這種團體間互助共濟，以及雇用人集體責任的概念，1884年德國通過了《勞動災害保險法》，隨後於1911年納入《國家保險法》中（王惠玲 1992）。

其他像是美國，各種有關保護童工、工時限制、勞動檢查制度、職災保險等法案，也都是透過各種勞工運動向政府爭取而來，然而，除此之外，20世紀中葉，各國對於作業場所的職業安全與健康管理仍少有管控政策，直到1970年代，全球主要的一些先進國家（如美國、英國、日本）才開始制定職業安全健康的相關法規（鄭雅文、鄭峰齊、吳挺鋒 2013）。

1966年聯合國大會通過的《經濟、社會及文化權利國際公約》（International Covenant on Economic, Social and Cultural Rights）

明定了擁有安全、健康的工作條件是人權（第7條b項），[1] 2008年，國際勞工組織（International Labour Organization，以下簡稱ILO）提出的第一項職業安全健康核心原則也是「所有工作者都有權利（All workers have rights）」（Alli 2008）。[2] ILO在第155號《職業安全健康公約》（Occupational Safety and Health Convention）中，提出政府必須要有針對職場健康危害做出因應

1　Article 7: The States Parties to the present Covenant recognize the right of everyone to the enjoyment of just and favourable conditions of work which ensure, in particular: ……(b) Safe and healthy working conditions; ……

2　其他職業安全健康的核心原則包括：
- 必須建立職業安全健康政策（Occupational safety and health policies must be established）；
- 必須有國家級的職業安全健康體系（A national system for occupational safety and health must be established）；
- 必須規劃全國性的職業安全健康計畫（A national programme on occupational safety and health must be formulated）；
- 必須諮詢社會夥伴（雇主及工作者）及其他利害關係人（Social partners (that is, employers and workers) and other stakeholders must be consulted）；
- 職業安全健康計畫及政策的目的必須含預防和保護（Occupational safety and health programmes and policies must aim at both prevention and protection）；
- 必須持續促進職業安全健康（Continuous improvement of occupational safety and health must be promoted）；
- 資訊對有效能的計畫和政策發展及應用是必要的（Information is vital for the development and implementation of effective programmes and policies）；
- 健康促進是職業健康實務的中心元素（Health promotion is a central element of occupational health practice）；
- 應該建立涵蓋所有工作者的職業健康服務（Occupational health services covering all workers should be established）；
- 遭遇職災的工作者必須能夠獲得補償、復健和治療（Compensation, rehabilitation and curative services must be made available to workers who suffer occupational injuries, accidents and work-related diseases）；
- 教育及訓練是安全、健康的工作環境的必要內容（Education and training are vital components of safe, healthy working environments）；
- 工作者、雇主、主管機關都有責任、任務和義務（Workers, employers and competent authorities have certain responsibilities, duties and obligations）；
- 政策必須確實實行（Policies must be enforced）。

政策（如限制、禁止）的功能（第11條），這是針對工作環境上的危害預防；2006年，ILO通過第161號《職業健康服務公約》（Occupational Health Services Convention），規定各會員國的職業健康服務內容，應包括可辨識與評估職場健康危害、監測工作環境或作業中可能影響工作者健康的因素、建議工作的計畫與組織、參與形成改善作業的計畫及評估新設備對健康的影響、提供職業安全健康的建議、監測工作者的職業健康、促進作業內容更適合工作者、提供職災後復健的方法、提供職業健康的資訊、訓練及教育、組織急救員和急救方式，以及參與職業災害分析的功能（第5條），簡單來說，就是讓國家擔負起維護工作者職業安全健康的責任，透過辨識、評估、監測職場健康危害，協助各事業場所進行職場健康預防、監測、治療、復健的計畫，並進行相關資料的統計分析與成效評估。

　　從整個歷史的時間軸來看，工作者職業安全健康的保護，由勞工階級自主性的爭取，演變成現今由政府擔任主導的角色。在臺灣，《職業安全衛生法》於2013年時全文修訂（原名稱為《勞工安全衛生法》），其所規定的內容大致上涵蓋了ILO第161號公約中所提的項目，例如職場危害的辨識、監控、管理、教育訓練，勞動檢查制度，未成年者及母性保護，勞工健康檢查的相關事項，職災的補償責任、通報、統計等。乍看之下，工作者職業安全健康的保護機制發展至今是相當完善，在職災發生之前先有許許多多的預防（prevention）策略，[3]若不幸發生職災，則有補償

3　在這裏所謂的「預防策略」，除了職場健康危害的辨識、監測、管制之外，也包含勞動檢查制度、勞工的健康檢查制度，以及健康檢查後（如果需要的話）的配工等各種不同制度。

（compensation）[4]、復工（return-to-work）[5]的協助，然而，在政府或專家學者主導的精英主義（elitism）[6]之下，為了預防民眾因工傷亡，不會有過度保護、為了確保健康的基本人權，反而侵犯了其他人權（如：工作權、隱私權）的狀況嗎？例如：為了保護某個族群在職場上受到健康危害，所以就限制他在那一類的職場上工作，或是為了要瞭解工作者的健康狀況，而規定工作者必須讓他人知道自己的疾病史？

在下一節，我們就透過現行用來避免職場危害影響到工作者健康的策略，討論面對各類危害的因應方式，是否會產生上述侵害到工作者其他權利的問題。

二、傳統的職場危害與新興的職場危害及其因應策略

傳統上工作場所中會出現的健康危害可分為化學性（chemical）、物理性（physical）、生物性（biological）以及人因性（ergonomic）四種，而近年來，「工作壓力」是人們琅琅上口的職場問題；造成與工作有關的壓力反應的職場危害，我們稱之

---

4 職災補償通常包含醫療給付、現金給付、失能給付、死亡給付等項目，因此有關職災之後的醫療服務、復健等也廣義地放在此項目中。

5 預防（Prevention）、補償（Compensation）、復工（Return-to-work）稱為職業健康的「PCR」。

6 一般在分析政策時，有幾個常用的理論，像「政治系統理論」是以社會環境的壓力來探討政策的形成；「團體理論」是看團體之間的角力對政策的影響；而「精英理論」的基本概念，是反映公共政策的制訂是少數人（學術界、政治界、商界等的精英）決定，而不是考慮多數民眾的需求，換言之，這種「精英主義」之下形成的公共政策，一般而言被認為是精英主導、展現其的價值、理念或偏好的政策。

為「職場社會心理危害」（psychosocial work hazards），[7]危害類別包括：工作內容（job content，單一、無變化的工作特性）、工作量和工作節奏（有非常多的工作或工作有非常多的時間壓力）、工作時序（work schedule，長工時、夜班輪班，或工作時序缺乏彈性）、工作控制（低決策參與或對工作量、工作節奏的控制程度低）、組織文化及功能（缺乏溝通、領導力不好、缺乏組織目標及架構）、人際關係（與主管的關係不佳、人際衝突、缺乏社會支持、職場暴力）、職涯發展（不好的薪水、沒有工作保障、缺乏社會價值）等（Leka, Griffiths & Cox 2003；Leka & Jain 2010）。

　　面對傳統的職場健康危害，我們通常都用很直觀的方式去減低或避免這個危害，例如在ILO第155號公約中就要求國家須要有針對這些職場危害制定相對應的規範（第5條），而雇主則應確保這些職場危害不會影響到工作者的健康（第16條）。臺灣的《職業安全衛生法》第6條第1項也是針對傳統的職場危害要求雇主應做好必要的安全衛生措施，第6條第2項則是針對特定的人因性危害（重複性作業）、社會心理危害（輪班、夜間工作、長時間工作、暴力）等做出特別的要求；針對特定的危害項目，政府定有「容許暴露標準」，要求雇主要確保受僱者的危害暴露程度低於標準之下（《職業安全衛生法》第12條、《勞工作業場所容許暴露標準》），其他管制性藥品或危險性的機械、設備，甚

7　ILO對社會心理危害的定義為：工作環境、工作內容、組織條件與工作者本身的能力、需求、文化和個人在工作外顧慮的事項等的交互作用，它可能透過知覺及經驗而影響健康、工作績效和工作滿意度。（Psychosocial factors at work refer to interactions between and among work environment, job content, organizational conditions and workers' capacities, needs, culture, personal extra-job considerations that may, through perceptions and experience, influence health, work performance and job satisfaction.）(ILO 1986)

至還有禁用的規定（《職業安全衛生法》第14條、第16條）。

　　但是，職場社會心理危害不一定能夠「禁用」或是定出「容許暴露標準」來避免工作者暴露。以目前針對改善「工作壓力」的研究來看，很少有直接降低缺乏社會支持、工作控制、高社會心理負荷[8]等社會心理危害項目的介入（Horneij et al. 2001），若是以個人或小團體為單位的介入，較多的是提供參與者壓力管理的訓練課程、自我放鬆的工具，或是倡導「正念」（mindfulness）的介入（Feuerstein et al. 2004；Kubzansky et al. 2018；van den Heuvel et al. 2005），然而，以學者的角度來看（Fishta & Backe 2015；Jood et al. 2017；Kivimaki & Kawachi 2015），社會心理危害暴露所造成的職業健康問題，還是應該從高壓工作等職場壓力源進行介入，尤其是政府更應該思考如何針對職場社會心理危害訂出好的預防政策，比方有一些國家，利用一些既定的評估方式，透過勞動檢查制度對各職場進行社會心理危害暴露的測量，進而保障工作者危害暴露的狀況（Johnstone, Quinlan & McNamara 2011；Leka et al. 2011；Rasmussen, Hansen & Nielsen 2011）。

　　在控制工作環境或作業中可能暴露到的危害項目之後，ILO建議還要更進一步的監測工作者的健康狀況（第161號公約）；在臺灣，針對有特殊危害等作業的勞工，雇主每年都要提供特殊健康檢查（《職業安全衛生法》第20條第1項、《勞工健康保護

8　工作心理負荷及工作控制是來自Karasek（1979）的「工作壓力模型」（Job Strain Model，也多稱為「負荷─控制模型」，Demand-Control Model），他認為當一個工作的性質是高心理負荷（psychological demands），如沒有時間完成工作、工作步調很快等，以及低工作控制（或稱「決策自主」，decision latitude），如單一或重複性高的工作、缺乏決策參與或無法決定自己的工作內容，即為高壓工作（high job strain）。

規則》）。監測有暴露到傳統性危害項目的工作者的身體健康狀況並不困難，通常都是使用生物偵測的方式，透過血液、尿液、呼出氣體、毛髮、唾液等的檢測，了解生物指標物質在工作者體內的濃度（張火炎 2007），並搭配一些問卷調查、理學檢查、血液生化值或各器官功能檢驗結果，進而判斷工作環境或作業中的危害暴露對工作者健康的影響程度，例如工作環境或作業中會暴露到砷或砷的化合物的臺灣勞工，每年的特殊健檢項目就包括相關的問卷調查、相關系統的身體檢查、X光攝影、血液檢查（ALT、γ-GT、血球比容值、血色素、紅血球數、白血球數）及尿液檢查（尿蛋白、尿潛血、尿沉渣鏡檢及尿中無機砷檢查）。

　　在社會心理危害對工作者健康影響的部分，「工作壓力」理論上是可以被調查檢測的（利用各種量表測量職場社會心理危害的暴露狀況），當工作者的測量結果是有「高工作壓力」時，部分政府有提供「諮詢服務」的政策，例如在歐洲，對於工作壓力所提供的臨床諮詢服務，是在教導工作者如何減緩工作壓力對生活形態（life style）的影響，目的為改變工作者的健康行為、減少引起疾病的中介危險因子（如：肥胖）（Gupta & Wood 2019）；日本也是透過一年一度的勞工健檢，找出有腹部肥胖、高血壓、高血糖、高血脂，或心電圖有異常等有中介危險因子的受僱者，透過廠醫（産業医）的面談輔導進行心腦血管疾病的預防，除此之外，自2015年12月起，還規定雇主必須每年提供「壓力檢測」的匿名問卷給員工填寫（ストレスチェック制度，Stress Check Program），讓工作者了解自身的工作壓力程度，並自我選擇是否需要廠醫的健康諮詢（厚生勞働省 2019）。

　　類似像這樣的工作壓力檢測在臺灣還沒有成為硬性規定的

制度；由於在形成與社會心理危害相關的因應政策之前，臺灣經常會參考日本的經驗，因此，在下一節，我們就以日本的壓力檢測制度為例，來看看這個已經考慮到要顧及工作者隱私的政策，是否還是會出現被標記的問題，以及為了避免或改善工作者遭受到職場危害帶來的健康問題，可能會「稍微」侵犯到工作權，可以嗎？

三、為了改善人民的職業健康問題，政府會有過度保護的問題嗎？以日本壓力檢測制度為例

　　日本職場上的心理健康問題一直沒有趨緩，為了改善人民「工作壓力」的問題，日本政府修訂了《勞動安全衛生法》，之後於2015年12月推出壓力檢測制度，規定50人以上的公司，一年至少要提供員工一次的壓力檢測，檢測方式可以是上網填答或是紙本問卷填答，但主管、人事不能經手檢測的進行，若是檢測結果發現壓力太大，員工可以選擇是否要找廠醫諮詢（勞働衛生課產業保健支援室 2016）。

　　日本政府在設計壓力檢測制度時有強調施策的目的是為了符合三段預防的目的：初段預防希望壓力檢測的結果能提供事業場所改善工作環境，降低未來職場壓力的程度；次段預防希望可以發現有早期壓力反應的工作者，以提供合適、立即的介入策略；末段預防希望能針對已經產生工作壓力相關健康問題的工作者提供配工、復工的支援（勞働衛生課產業保健支援室 2016），然而，根據執行指引，達成初段預防的方式是利用壓力檢測的結果進行團體分析，找出職場壓力的主因之後再來改善職場環境（厚

生勞働省勞働基準局安全衛生部 2018），可是「團體分析」在壓力檢測制度中只是一個附加的選項，並不強制事業單位執行，如果大家都沒有選擇對各業務單位進行團體分析，這一項主要的目的就沒有辦法達成，再者，雖然壓力檢測制度在設計流程的時候處處都可以看到有考量受僱者的隱私權，例如問卷的發放大多可以經由網路讓受僱者自行找時間各自回答；檢測結果在進行壓力評估的時候也多是匿名，通知是個別寄發給個人，受僱者選擇接受面談輔導之後，廠醫才能知道是誰有工作壓力的問題；整個壓力檢測的過程都嚴禁雇主或人資、人事介入；團體分析也建議只對10人以上的單位進行，避免太容易標示出有工作壓力的個人等，但因為因應工作壓力的方式是由廠醫針對高壓力的員工提出個人的因應策略，無論是調整業務、調職、轉職、休假、留停等都還是會讓個人曝光，是否能藉由壓力檢測篩檢到有早期壓力反應的員工，達到次段預防的目的，甚至可以針對已由工作壓力產生心理健康問題的員工進行配工、復工的末段預防目的，實有疑慮。

　　員工會擔心曝光後衍生出來的問題是可以想像的，因為生病的人在職場經常會被另眼相看，生病的人也經常給自己負面的評價（Stergiou-Kita et al. 2017）；職災勞工也常遭遇汙名化的問題，再加上心理疾患本身就是容易被汙名化，在雙重汙名之下，有心理健康問題的勞工會更容易不敢去尋求協助，因為他們會害怕不小心曝光的話，未來的復工會遭遇更大的困難（Brijnath et al. 2014）。這是個人化的健康監測帶來的問題，我們看大部份傳統性危害的預防方式（參考第二節），是以整個職場的環境危害監測為主，是由政府制定法令要求雇主確保受僱者不會因為工作

環境或作業中的危害暴露而引發健康問題，進一步才是監測勞工的健康狀況，來確定勞工沒有因為工作環境或作業中的危害暴露產生身體疾病；也就是說，勞工的健康監測只是輔助了解職場危害暴露的結果，而不應該作為預防勞工罹患職業病的主要方式；如果可以由職場進行減害的介入，就可以避免標示個人所帶來的問題。

事實上，壓力檢測制度在施行之前，是有學者提出質疑的（渡辺登 2016；Kawakami & Tsutsumi 2016），而在施行之後，雖然有研究認為這個制度具有一定程度的敏感度（Tsutsumi et al. 2017），也有研究建議這個制度應該擴及至50人以下的小型企業（斉藤政彦等 2018），但還是有不少學者在質疑這個制度的效果（松本吉郎 2018；Ota 2018），且提出「團體分析」才是預防職場心理健康問題裡不可或缺的一環（斉藤政彦 2018；Imamura et al. 2018）。

四、因應新興的職場危害，臺灣能怎麼做？

所以，回過頭來我們想一下之前提出的問題：臺灣未來形成職場社會心理危害的因應政策時，要參考日本經驗作為模板，全面推行壓力檢測制度嗎？

先來討論「過度保護」的問題。其實早在20世紀末就有討論在職業健康上政府是否有過度保護的文獻（Daniels 1985），個人化的壓力檢測制度施行後有高工作壓力的勞工可能會有隱私權受侵犯（身分曝光）的疑慮，以及隨之而來的被汙名或自我汙名的狀況，而因為汙名的關係，還可能衍生更多的心理健康的問

題（Kirsh, Slack & King 2012）；對勞工來說，是否要讓身分曝光（主動尋求廠醫的協助），並不是在選擇利益的追求，而是在選擇逃避可能遭遇的風險；以自由主義尊重個人應有選擇權利的思想來說，全面性地介入監測勞工的工作壓力，可以算是一種過度的保護；不過，如果以社群主義想要讓群體追求一個共同良善（common good）的角度來看，壓力檢測制度為亟需改善職場文化、提升職場正義的東亞社會提供了一個正視面對改善危害狀況的契機；如果能利用壓力檢測制度來一起促使形成良好的職場環境，則定期的監測職場上工作壓力的狀況是可以持續進行的，只是學者也提醒：壓力檢測的目的不是在尋找有問題的個人，而是要改善整體工作環境的危害情形（Sugawara, Saito & Nakamura 2016）。

綜合前一節的討論，筆者認為在職場上全面推行壓力檢測制度雖然有雖然有正當的背景理由，也能夠找到法源依據，但執行內容的正當性是受到質疑的：在有效性的部分，壓力檢測制度並沒有明確的成效；在必要性方面，研究結果指出改善職場環境的組織正義才是更為有效的預防方法；而將勞工暴露於受檢後可能會遭遇汙名的風險，也可能衍生更多的心理健康問題，不但不符合比例原則，也無達到最小傷害的標準；最後在公共參與部分，日本壓力檢測制度的推行實際上並沒有解決或滿足部分專業團體對政策的疑慮。另外，全面性的壓力檢測制度，也可能帶來勞動壓迫（如表4-1）。

那麼針對這些新興的職場危害，我們應該如何預防呢？ Rose（1992）曾以大量的流行病學研究證實「群體取向」介入政策的重要性，因此誠如許多學者的建議，筆者認為，未來臺灣在推行

表4-1、公共衛生政策的規範分析架構

項目	檢驗內容
形成背景	工作壓力造成的心理健康問題一直無法趨緩，甚至日益嚴重
立法	《勞動安全衛生法》
行政	勞動部（職業安全衛生署）
有效性	雖然有研究認為壓力檢測具有敏感度，但也有研究質疑他的執行效果
符合比例	可能侵犯到工作者的隱私及工作權，以及可能出現汙名的問題
必要性	學者提出應由改善職場環境的方案取代篩檢制度
最小傷害	高工作壓力的勞工遭受汙名後，可能衍生更多的心理健康問題
公共辯護	不明
公共參與	日本的制度沒有完全採納利害關係人的意見
勞動壓迫	廠醫的配工可能會侵犯到工作者的工作權，汙名的問題又可能提高勞工復工的困難度

職場社會心理危害的防制策略時，應以「團體」為單位做整體職場環境危害的監測，才是有效、又能避免為勞工帶來衍生傷害的方法。

※ 問題討論

1. 以壓力檢測制度的討論為範本，討論臺灣的「異常工作負荷促發疾病預防」及「工作場所母性健康保護」計畫，是否也會出現為保護職業健康而侵犯工作者其他權益的問題。

2. 那勞工健檢制度呢？「一般體格檢查」和／或「特殊健康檢查」有施行的正當性嗎？

※ 議題進階閱讀

　　有關汙名在公共衛生及職業健康相關議題上的文獻，可參考 Link and Phelan. 2006. Stigma and its Public Health Implications. *Lancet* 367, 528-529. 及 Lippel, K. 2007. Workers Describe the Effect of the Workers' Compensation Process on Their Health: A Quebec Study. *International Journal of Law and Psychiatry*, 30(4-5), 427-443. doi:10.1016/j.ijlp.2007.06.013

參考文獻

Alli, B. O. 2008. Key Principles in Occupational Safety and Health. In *Fundamental Principles of Occupational Health and Safety* (2nd ed., pp. 17-22). Geneva: International Labour Office.

Brijnath, B., Mazza, D., Singh, N., Kosny, A., Ruseckaite, R., & Collie, A. 2014. Mental Health Claims Management and Return to Work: Qualitative Insights from Melbourne, Australia. *Journal of Occupational Rehabilitation*, 24(4), 766-776. doi:10.1007/s10926-014-9506-9

Daniels, N. 1985. Doth OSHA Protect Too Much? In *Just Health Care* (pp. 140-179). Cambridge: Cambridge University Press.

Feuerstein, M., Nicholas, R. A., Huang, G. D., Dimberg, L., Ali, D. & Rogers, H. 2004. Job Stress Management and Ergonomic Intervention for Work-Related Upper Extremity Symptoms. *Applied Ergonomics*, 35(6), 565-574. doi:10.1016/j.apergo.2004.05.003

Fishta, A. & Backe, E. M. 2015. Psychosocial Stress at Work and Cardiovascular Diseases: An Overview of Systematic Reviews. *International Archives of Occupational and Environmental Health*, 88(8), 997-1014. doi:10.1007/s00420-015-1019-0

Gupta, R. & Wood, D. A. 2019. Primary Prevention of Ischaemic Heart Disease: Populations, Individuals, and Health Professionals. *Lancet*, 394(10199), 685-696. doi:10.1016/S0140-6736(19)31893-8

Horneij, E., Hemborg, B., Jensen, I. & Ekdahl, C. 2001. No Significant Differences between Intervention Programmes on Neck, Shoulder and Low Back Pain: A Prospective Randomized Study among Home-Care Personnel. *Journal of Rehabilitation Medicine*, 33(4), 170-176. 取自 http://www.ncbi.nlm.nih.gov/pubmed/11506215

ILO. 1986. *Psychosocial Factors at Work: Recognition and Control*. Geneva: International Labour Office.

Imamura, K., Asai, Y., Watanabe, K., Tsutsumi, A., Shimazu, A., Inoue, A. & Kawakami, N. 2018. Effect of the National Stress Check Program on Mental Health among Workers in Japan: A 1-year Retrospective Cohort Study. *Journal of Occupational Health*, 60(4), 298-306. doi:10.1539/joh.2017-0314-OA

Johnstone, R., Quinlan, M. & McNamara, M. 2011. OHS Inspectors and Psychosocial Risk Factors: Evidence from Australia. *Safety Science*, 49(4), 547-557. doi:https://doi.org/10.1016/j.ssci.2010.09.016

Jood, K., Karlsson, N., Medin, J., Pessah-Rasmussen, H., Wester, P. & Ekberg, K. 2017. The Psychosocial Work Environment is Associated with Risk of Stroke at Working Age. *Scandinavian Journal of Work, Environment & Health*, 43(4), 367-374. doi:10.5271/sjweh.3636

Karasek, R. 1979. Job Demands, Job Decision Latitude and Mental Strain: Implications for Job Redesign. *Administrative Science Quarterly*, 24(2), 285-308.

Kawakami, N., & Tsutsumi, A. 2016. The Stress Check Program: A New National Policy for Monitoring and Screening Psychosocial Stress in the Workplace in Japan. *Journal of Occupational Health*, 58(1), 1-6. doi:10.1539/joh.15-0001-ER

Kingdon, J. W. 2003. Wrapping Things Up. In J. W. Kingdon (Ed.), *Agendas, Alternatives, and Public Policies* (2nd ed., pp. 196-208). New York: Longman.

Kirsh, B., Slack, T. & King, C. A. 2012. The Nature and Impact of Stigma towards Injured Workers. *Journal of Occupational Rehabilitation*, 22(2), 143-154. doi:10.1007/s10926-011-9335-z

Kivimaki, M. & Kawachi, I. 2015. Work Stress as a Risk Factor for Cardiovascular Disease. *Current Cardiology Reports*, 17(9), 630. doi:10.1007/s11886-015-0630-8

Kubzansky, L. D., Huffman, J. C., Boehm, J. K., Hernandez, R., Kim, E. S., Koga, H. K. & Labarthe, D. R. 2018. Positive Psychological Well-Being and Cardiovascular Disease: JACC Health Promotion Series. *Journal of the American College of Cardiology*, 72(12), 1382-1396. doi:10.1016/j.jacc.2018.07.042

Leka, S., Griffiths, A., & Cox, T. 2003. *Work Organisation & Stress*. Geneva: World Health Organization.

Leka, S. & Jain, A. 2010. *Health Impact of Psychosocial Hazards at Work: An Overview*. Geneva: World Health Organization.

Leka, S. Jain, A., Iavicoli, S., Vartia, M. & Ertel, M. 2011. The Role of Policy for the Management of Psychosocial Risks at the Workplace in the European Union. *Safety Science*, 49(4), 558-564. doi:https://doi.org/10.1016/j.ssci.2010.02.002

Lippel, K. & Quinlan, M. 2011. Regulation of Psychosocial Risk Factors at Work: An International Overview. *Safety Science*, 49(4), 543-546. doi:https://doi.org/10.1016/j.ssci.2010.09.015

Ota, A. 2018. Scientific Base for the Japanese Stress Check Program. *Journal of Occupational Health*, 60(1), 1-2. doi:10.1539/joh.17-0288-ED

Rasmussen, M. B., Hansen, T. & Nielsen, K. T. 2011. New Tools and Strategies for the Inspection of the Psychosocial Working Environment: The Experience of the Danish Working Environment Authority. *Safety Science*, 49(4), 565-574. doi:https://doi.org/10.1016/j.ssci.2010.06.002

Rose, G. 1992. *The Strategy of Preventive Medicine*. Oxford University Press.

Stergiou-Kita, M. Qie, X., Yau, H. K. & Lindsay, S. 2017. Stigma and Work Discrimination among Cancer Survivors: A Scoping Review and Recommendations. *Canadian Journal of Occupational Therapy*, 84(3), 178-188. doi:10.1177/000 8417417701229

Sugawara, N., Saito, M. & Nakamura, K. 2016. What is the Purpose of the Stress Check Program? *Journal of Occupational Health*, 58(6), 653-655. doi:10.1539/joh.16-0170-OP

Tsutsumi, A., Shimazu, A., Eguchi, H., Inoue, A. & Kawakami, N. 2017. A Japanese Stress Check Program Screening Tool Predicts Employee Long-Term Sickness Absence: A Prospective Study. *Journal of Occupational Health*. doi:10.1539/joh.17-0161-OA

van den Heuvel, S. G., van der Beek, A. J., Blatter, B. M., Hoogendoorn, W. E. & Bongers, P. M. (2005). Psychosocial Work Characteristics in Relation to Neck and Upper Limb Symptoms. *Pain*, 114(1-2), 47-53. doi:10.1016/j.pain.2004.12.008

労働衛生課産業保健支援室。2016。労働安全衛生法に基づくストレスチェック制度実施マニュアル。取自http://www.mhlw.go.jp/bunya/roudoukijun/anzeneisei12/pdf/150507-1.pdf。

斉藤政彦。2018。〈ストレスチェック制度、現状の課題と将来の展望を考える〉。《産業保健と総合健診》，45(1)，212。

斉藤政彦、中元健吾、和田晴美、西谷直子&山本楯。2018。〈小規模事業場におけるストレスチェック制度への取り組み状況と課題〉。《産業衛生学雑誌》，doi:10.1539/sangyoeisei.2018-011-E。

松本吉郎。2018。〈ストレスチェック制度開始後の現状と問題点〉。《産業保健と総合健診》45(2)，344-351。

渡辺登。2016。〈ストレスチェック制度の留意点について〉，《ストレス科学研究》，31，10-15。

厚生労働省。2019。過重労働による健康障害防止のための総合対策について。

王惠玲。1992。〈德國職業災害補償制度及其發展〉。《政大勞動學報》第2期，63-77。

呂進財。2009。〈英國十九世紀初的工廠改革運動與憲章運動的關係〉。《大仁學報》第35期，99-115。

張火炎。2007。〈生物偵測〉，收於郭育良等（編），《職業病概論》第3版，409-446。臺北：華杏。

鄭雅文、鄭峰齊、吳挺鋒。2013。〈從職業傷病問題到職業安全健康保護制度〉，收於鄭雅文、鄭峰齊（編），《職業，病了嗎？》，3-26。新北：群學。

誰的棍棒與胡蘿蔔？新世代反毒策略毒品除罪化的倫理分析

Whose Carrot and Stick?
The Ethics of Drug Decriminalization

陳正哲、龍玉

摘要

非法藥品（俗稱「毒品」）一直是臺灣社會的重要議題。過往政策是由司法懲戒矯正和教育體系負責戒毒和反毒宣導工作，政府2017年頒布「新世代反毒策略」，開始轉向著重醫療系統介入，強調毒品使用者有生理心理疾病的科學根據與醫療處遇需求。該策略目標明確訂出提高犯罪者「緩起訴附命戒癮治療」的比率。然而，政策頒布初期也引發許多對吸毒除罪化的質疑，包含認為「用毒品是個人違法行為，為何要使用大眾醫療系統來負擔毒品使用者的治療？」，擔憂「去醫院看病會變得不安全，也影響醫院執行意願」，或者認為「毒品使用者不給予司法懲戒，放任回歸社區可能會造成更多危害」等。因此，本章將針對2017

年頒布此項政策的時空背景、目的與在地做法，從公共衛生倫理
觀點中的有效性、公共利益必要性，和有限醫療資源分配的正當
性三個切入點來探討此項政策，提供讀者另一種思考視野，探究
針對社會邊緣群體的公衛政策中的公共性議題。

一、成癮行為的三種理論

　　成癮行為可從三種視角來分析，各有其紛雜的歷史與科學實
證支持：（1）把成癮視為罪惡——因為人有自由意志，所以選擇
使用酒精或影響心智的藥物是缺乏責任感的罪行。社會大眾應該
以道德規範譴責這種行為，甚至給予處罰。（2）成癮是疾病——
有些人認為飲酒用藥過度有其心理生理機轉，那些探索成癮相關
基因或戒癮藥物的研究成為這個理論的基礎。而從1990年代美國
國家藥物濫用研究所所長倡議「成癮是腦部疾病」，用疾病觀點
取代道德觀點，這概念降低成癮者與家屬的罪惡感，並促進當時
求助醫療的意願（Heilig et al. 2021；Leshner 1997）。（3）成癮
既不是道德瑕疵也不是疾病，而是一種不良適應的行為——在認
知行為心理學與社會學習理論中，著重在不當的習得行為，行為
科學著重於重新學習，協助個案避免再犯，例如跨理論行為模式
（transtheoretical model）（Thombs 1996 2006）。

　　醫療衛生實務在面對非法藥品者時，無法簡化為個人生理疾
病，但也無法將成癮者視為犯罪者，儘管有些成癮者的生理心理
介入已經證明有效（Dutra et al. 2008）。筆者之一為公衛政策背
景的精神科醫師，認為無論哪種觀點都無法否定其他兩種立場的
存在，臨床實務工作者得以不同角度進行戒癮業務，與持不同態

度的個案、家屬、衛生行政與司法單位溝通。

　　本文以臺灣用緩起訴處分取代刑罰的歷程為例，2017年臺灣
所頒布的新世代反毒策略，強調與醫療專業的合作重要性，試圖
重新賦予毒品防治政策新的規範視角（行政院 2018）。本章簡要
介紹臺灣的公共政策對毒品使用者從入獄到其他處遇的過程，聚
焦於討論新世代反毒策略中擴大緩起訴處分之政策倫理，並透過
公衛倫理分析架構，進一步分析此政策之公共利益、有效性和社
會資源分配正當性，一起來想想公共衛生怎麼「看」。

二、公衛視角的非法成癮藥物危害

　　成癮藥物使用不僅帶來生理和心理的傷害，亦伴隨著社會
層面的危害。Nutt等學者從藥物中毒戒斷等生理危害（physical
harm）、依賴（dependence）、社會危害（social harm）三軸評
估物質使用的風險，此研究發現包括海洛因（heroin）、古柯
鹼（cocaine）、安非他命（amphetamine）、菸、酒、安眠藥物、
止痛藥物等，都是有成癮風險的物質（Nutt, King, Saulsbury &
Blakemore 2007）。2019年的全球非法藥物使用報告（United
Nations Office on Drugs Crime 2019）顯示約有2.7億人口曾使用非
法藥物，人數占全球15-64歲人口的5.5%，相較於2009年，全球
非法藥物的使用人口遽增30%。使用非法成癮藥物也有其社會經
濟決定因子的影響，包括失業、居無定所、貧窮、犯罪和其他傳
染性疾病感染等（Galea & Vlahov 2002）。

　　在臺灣，中華民國於1955至1998年間有《戡亂時期肅清煙
毒條例》與《肅清煙毒條例》，當時著重於鴉片治理。1970年美

國聯邦政府立法管理成癮物質，聯合國隨後也公布《成癮物質分級條例》（Gabay 2013）。臺灣於1998年也修正《毒品危害防制條例》，並將成癮藥品依據其成癮性、濫用性和對社會所產生之危害分為四級，其中常見的一級毒品為海洛因，而安非他命、搖頭丸（MDMA）和大麻（marijuana）則屬於二級毒品，所以本文稱非法物質，是指非醫師處方指示之一、二級成癮物質。

（一）1998年加入觀察勒戒、強制戒治

根據《毒品危害防制條例》規定，販售、持有和施用毒品均為違法之行為，依據該法的第10與第11條，臺灣成年人非法施用或持有一、二級毒品可能處有期徒刑，此法條進一步要求檢察官，針對施用者應先聲請法院裁定觀察勒戒最多兩個月，如後續有繼續使用之傾向則再予強制戒治六個月以上、一年以內。觀察、勒戒或強制戒治完成後，將轉由公立就業輔導機構輔導就業，依據第23條，檢察官在強制戒治期滿給予不起訴處分。

（二）2008年加入附命戒癮治療

因《刑事訴訟法》第253條之2第1項第6款規定加入緩起訴處分，2008年《毒品危害防制條例》修正增加「附命戒癮治療之緩起訴處分」[1]一項，若個案被告違反第10條，除了裁定入監或看守所進行觀察勒戒和強制戒治，檢察官也可以裁定個案緩起訴並

1　緩起訴處分是屬於由檢察官所提起公訴程序中的轉化措施，亦即經檢察官調查後，有明確之犯罪事實，但為了給予被告一條自新之路而做出緩起訴處分，在緩起訴處分的一定期間內，若被告沒有違反緩起訴條件，則可一筆勾銷其犯罪事實。 引用自臺灣高等檢察署高雄檢查分署網頁 https://www.ksh.moj.gov.tw/372459/372571/372577/404547/。

至醫療機構接受戒癮治療。第24條則要求訂立毒品戒癮治療實施辦法與完成治療之標準。有別於監所和看守所的監禁式戒治，緩起訴期間個案居住在社區，可維持工作與社會功能，而處分中附帶戒癮，讓個案在醫療機構治療一年，可以包含藥物治療、心理治療、社會復健治療。

（三）2016的新世代反毒策略

　　2016年新上任的民進黨政府重新檢視毒品政策，並於2017年制定「新世代反毒策略」，以四年100億的預算重新整合防毒、緝毒、拒毒、戒毒等四大毒品防制方向（行政院新聞傳播處2017）。其中大量採用以美國為主的非法成癮藥物的實證研究，明確提出「成癮為腦部疾病」的醫療觀點，引用美國國家藥物濫用研究院的聲明藥物濫用會使腦部功能失調（National Institute on Drug Abuse 2020）。因此，新政策認為戒毒效益為「減少個案濫用毒品行為惡化，改善因毒品造成之身心健康狀況，提升個案對成癮疾病狀況的掌握，促進健康行為，提升生活品質，無法減少初次吸毒發生率。」（此處報告中的「無法」應是官方誤植；行政院 2017：49）。政策執行的方法是發展多元、實證且連續之處遇方案，其中多元化緩起訴處分模式整合現有的司法處置和醫療處置，並擴大醫療衛生的藥癮治療介入。

三、緩起訴戒癮治療比率提升

　　新世代反毒策略於戒毒處遇倡議「多元具實證且連續之處遇服務」，包含逐年提升緩起訴附命戒癮治療比率，預期從2018年

11%至2020年20%。鼓勵地檢署檢察官在審理案件時，評估是否有緩起訴處分之適當性，並確認個案意願，判決緩起訴期間地檢署會指派觀護人負責，同時交醫療機構評估和治療一年。然而，若違反相關事項或另案遭起訴的話，地檢署會撤銷緩起訴。

　　根據法務部毒品案件統計分析，自2016年起一級毒品的緩起訴處分比率從7%提升兩倍至2019年的17%，而二級毒品的緩起訴比率則是從2016年的14%提升到2019年的26%（法務部2020）。於2019年，立法院進一步通過《毒品危害防制條例》部分條文修正，強調緩起訴處遇模式之多元化，讓檢察官可以更有彈性的運用此制度，並建立精神醫療和心理輔導等專業評估機制（法務部 2019）。至此，附命戒癮治療已逐步成為施用毒品者進入司法系統後的另一條更生之路。

　　我們從法務部網站公布的地檢署辦理毒品案件統計資料中發現，包含一、二級毒品，偵查終結後判決緩起訴除以起訴的人數比率，在2013-2016年落在6.8%-8.0%之間，2017-2020年為17.1%、17.3%、16.3%、19.7%。而毒品案件涉案人數在2013-2016年平均為74,619人，2017-2020年為86,451人。如圖5-1顯示，2017年後接受緩起訴的人幾乎增加一倍，但之後數年比率持平。

四、爭議點：毒品實質去刑化

　　新世代反毒策略戒毒處遇計畫的特點在於，明確點出衛生福利部在藥癮治療的重要角色，將地方毒防中心主政機關從法務部改為衛福部，並撥與經費給醫療體系進行專業人員培訓和整合性藥癮醫療中心之建置，建立專業成癮治療團隊，逐步開啟司法與

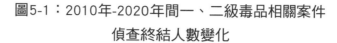

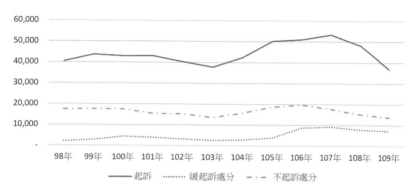

圖5-1：2010年-2020年間一、二級毒品相關案件
偵查終結人數變化

資料來源：法務部。2020。毒品案件統計分析。取自https://antidrug.moj.gov.tw/lp-1197-2.html。

醫療更密切的合作模式。此項規範視角的轉變，反映一項重要觀點：就是使用非法藥物的人，不應該只被當成犯罪者，他們同時也可能受疾病所苦的人。另外，隨著多元緩起訴方案擴大介入，非法藥物使用者的社會環境風險因子，例如家庭、就業等，也開始獲得重視，有社會資源的介入協助。

然而，擴大醫療處遇也引發民眾質疑等同於毒品除罪化，例如犯罪者優先送戒癮治療的效用，是否可能造成更多人濫用毒品。或者民眾認為醫療資源有限，分配給毒品使用者是浪費公眾資源給犯罪者，並擔憂緩起訴處分無法達到效果，反而讓吸毒者繼續留在社區內，造成更多的社會危害（自由時報 2016；葉毓蘭 2020），因此激發許多社會爭論。

公共衛生倫理關注的是此項政策的價值與道德的實踐，因

此，我們運用倫理框架探討。例如緩起訴處分附命醫療處置的戒
癮治療和多元處遇方案，是否與公眾集體利益相違背？而醫療和
社會相關資源介入的正當性為何？是否有證據支持此方案有別於
過往的司法處置能達到成效呢？此外，醫療和司法現場的執行層
面上是否面臨兩難的挑戰呢？本章下節將針對上述的問題，以公
共衛生的倫理架構中的政策的公共利益、正當性和有效性介入來
深入探討緩起訴處分之規範評估。

五、緩起訴處分之規範分析

　　法務部的完成治療認定標準是：「治療機構於戒癮治療期程
屆滿後七日內，應對接受戒癮治療者進行尿液毒品與其代謝物檢
驗及毛髮毒品殘留檢驗；或於戒癮治療期程屆滿後十五日內，每
隔三至五日，連續對接受戒癮治療者進行尿液毒品及其代謝物檢
驗三次。其檢驗結果均呈陰性反應者，視為完成戒癮治療。治療
機構應將前項檢驗結果或診斷證明函送該管檢察機關。」此政策
之有效性可以從兩方面來探討，一個是科學實證的有效性，另一
種為政策實務操作的有效性議題。

（一）科學實證的有效性：從海洛英替代療法到安非他命緩
　　　起訴

　　從科學實證有效性來探討，現有科學實證支持海洛因（一
級毒品）的替代治療，這是最早支持緩起訴的證據。臨床上已知
美沙冬（methadone）或丁基原啡因舌下錠（buprenorphine）具
有緩解或抑制生理成癮之成效，減少生理與心理對於海洛因的依

賴，並且減少因為共用針具注射而傳染其他疾病，例如HIV、肝炎等。另外，替代治療合併認知行為或團體心理治療的處遇，國外研究也有實證效果支持（Chou et al. 2013；Nutt et al. 2007）。目前支持緩起訴處分的臺灣研究指出，許多非法藥物使用者戒毒動機來自家庭關係與經濟壓力，維持工作是避免再犯的重要因子（楊士隆等 2017）。有動機戒癮的輕度使用者或許可以從緩起訴附帶治療得到益處。

　　然而，臺灣毒品以二級為主（安非他命、大麻、搖頭丸等），尤其以安非他命為大宗，目前仍缺乏藥物或心理治療有效的證據（Elkashef & Khalsa 2021）。這些毒品透過吸食，非針具施打或血液交換，傳染病風險較低。附帶治療的公共衛生效益實證基礎較薄弱。二級緩起訴不僅缺乏有效藥物或生理治療，各類心理介入的實證也有限（Ciketic et al. 2011；Rawson et al. 2004；Stuart et al. 2020）。

　　臨床的治療目標也包含緩解（remission），延長復用時間也可能是治療有幫助的指標。但醫療現場和司法單位要達成治療有效的共識仍需時間。緩起訴期間，地檢署觀護人於定期評估時會以驗尿了解是否使用，而在醫院接受治療的個案，在返診時也會被詢問使用情況並驗尿。但即使個案誠實配合驗尿，也只能反映過去數日內的特定物質使用情況。無論醫院或觀護人，都無法確認個案是否真的完全戒除。如本節前面引用，至2021年司法單位仍依據《毒品戒癮治療實施辦法及完成治療認定標準》，以來院最後數次驗尿結果當作治療完成條件。同時，緩起訴期間至觀護人報到時驗尿結果則可能導致該案撤銷、再次觸法。最終，個案於緩起訴期間在社區生活，臨床戒癮成效仰賴個案主動回報。

（二）政策實務操作的有效性：對治療的共識

　　在臺灣，縣市層級實務操作仍有許多地方差異：各地司法單位、地檢署、衛生機關、醫療院所的精神科／成癮防治科與其他臨床科部，各專業的利益與認知角色不同。行政轉介制度以及不同工作人員對這些非法物質使用者的觀點，都可能影響緩起訴處分在實際執行層面的成效。

　　例如，醫病治療關係建立在互信基礎，個案需要求助而醫師協助個案。然而，面臨司法案件要求時並非如此：檢察官職責在偵查犯罪事實，而施用毒品者理應遵從法律規定以減免刑責。當施用毒品者被地檢署裁定至指定醫院接受戒癮治療，醫療院所也必須回應該案地檢署要求。因此，個案可能把醫院視為司法單位的延伸，不易與醫療人員建立關係，對醫院尿液篩檢與醫師病歷紀載的毒品使用紀錄也多疑慮，甚至，早先傳聞有警方至醫院甚至診間跟監調查。因此，需要互信之醫病關係不易建立，更遑論心理治療。

　　在反毒策略從原本重刑嚇阻轉向與醫療合作的早期階段，由於各地司法人員對非法成癮品使用的觀點不同，緩起訴處分戒癮治療的安排可能有相當大差異。例如筆者臨床曾遇過有司法人員認為若個案經醫師評估為成癮，意謂個案是精神病人，應該交由醫療院所「負責治癒」，希望醫院開立診斷書證明痊癒。或是司法人員希望醫師開立診斷書，證明個案沒有成癮疾患而有行為能力負起法律責任與接受司法處置。由上而下推行的緩起訴架構，待各地司法、衛生單位和醫療單位溝通。

　　整體而言，臺灣緩起訴附命戒癮治療的醫療實證研究仍在發

展階段，而同時司法和醫療系統還處於磨合期，實質執行上的有效性仍待商榷。

六、符合公共利益嗎？

此項提升附命戒癮緩起訴比率的政策，對非法藥品使用者增加醫療系統之戒癮治療介入，是否符合臺灣社會大眾的利益呢？

根據2018年全國物質使用調查顯示，全臺灣有超過1%的12至64歲人口，也就是約20萬人曾經使用過非法藥物，非法藥物濫用情況不罕見（食品藥物管理署 2019）。 在緩起訴處分實施前，施用毒品者多進入司法系統，於隔離監禁的勒戒或戒治所或監獄，短則兩個月，長則數年，期間無法維持正常生活和工作收入。然而，監察院報告顯示，2000年至2010年間受觀察勒戒人出所後再犯比率高達43%（監察院 2016），此種進出監所的惡性循環，導致使用非法藥物者更難找到穩定工作與賦歸社會，在此過程中，用藥者的經濟壓力與社會壓力累積可能會造成更大的社會安全危害，而監所戒治系統是否能有效運用納稅人的血汗錢，導致至警方、司法和獄政的社會成本無效增加，未必符合公共利益。

然而擴大緩起訴的醫療處分還在初步階段，尚無足夠證據顯示反映公共利益。2017年6,788人進入附命戒癮治療，但當年度撤銷人數也達到24.2%（1,646人）；其中二級毒品占緩起訴人數的79.7%（5,412人），二級緩起訴者被撤銷比例也相當（79.5%，1,308人）（蔡田木 2018）。但此策略仍可能促成長遠的公眾利益，讓個案在社區透過醫療院所的規則戒癮評估與介入，

評估生理與心理健康情況，提供相關社會資源支持，非法藥物使用者不僅能維持工作收入和生活，也能照顧家庭，預防犯罪和家庭暴力問題的產生，需要研究來佐證。

七、有限醫療資源分配正當性

　　另一個重要的問題為此戒毒策略是否符合醫療資源分配的正當性，亦即醫療資源有限，提高戒癮緩起訴案量讓非法藥品使用者使用更多醫療資源，是否具有正當性？回到臺灣社會普遍對於非法藥物的觀點，如本文一開始所述，部分民眾認為施用毒品的人是個人的「錯誤」造成的健康危害，因此反對分配醫療資源給用藥者。按照現行《毒品戒癮治療實施辦法及完成治療認定標準》第14條規定（2013年6月修正），目前緩起訴附命戒癮治療費用除經公私立機構補助減免外，由接受戒癮治療者自行負擔，並不使用全民健康保險給付。緩起訴個案必須自費支出，儘管一級緩起訴若選擇美沙冬替代治療，政府曾編列公費補助部分醫療院所，但大多數二級緩起訴者的生理檢查與驗尿費用仍為自費。各地的指定醫療院所提供的服務項目不一，並非享有完全平等的醫療資源，估計一年療程約需自費3萬元（黃逸薰 2019）。

　　衛生福利部2021年藥癮補助計畫經費來源為公務預算與毒品防制基金，方案目的第一點就說明「補貼自費藥癮醫療費用，降低個案就醫障礙，提升治療動機」。儘管藥癮治療非全民健康保險給付項目，然而個人不健康行為仍與重大傷病仍有相關性。個人濫用非法藥物引致之疾病，例如精神疾病、心臟和腸胃道系統疾病，長期下來仍可能使用健保資源。所以，逐漸在緩起訴加入

醫療處遇取代刑罰，讓這些毒品使用者及早就診，透過生理心理
檢查早期發現疾病，藉由醫療人員衛教及心理治療介入，希望有
早期預防效益，減少長期併發症風險。也符合人權精神，聯合國
於2015年大會中指出，即便是犯罪受刑人亦具有和其所處在的社
區一致的醫療權利（顏思妤 2018）。

八、結論

　　讀者回到成癮行為的三種基本理論，仍可看出不同觀點在公
共政策的競逐，對解決毒品引發之社會問題持不同意見。政府頒
布新世代反毒策略，呈現臺灣對於毒品議題政策視角的轉變，明
確引導醫療體系參與，不再只視非法藥物使用者為犯人，更重視
其病人的身分，並增加醫療和社會資源介入的比例。在戒癮策略
中，提升附命戒癮治療緩起訴處分的比例，強調司法和醫療系統
合作的重要性。然而，從新世代反毒策略實行至今，仍面臨許多
系統協作的困難，從一些新聞事件評論仍見不少醫療人員與民眾
的質疑。由於臺灣非法藥物使用族群和流行藥物正在迅速轉變，
本章僅針對2017年前後的一段政策變革，從公共衛生倫理的角度
與讀者一同了解。

　　從有效性來看，雖有部分醫療實證基礎，例如美沙冬替代療
法，但目前大宗的安非他命等二級毒品目前尚無明確證據顯示醫
療介入有效。又實際操作層面上，醫療和司法系統仍在磨合，全
國各地的緩起訴合作機制不同，各機制成效有待追蹤。就公共利
益分析，過往以監所為主的戒癮方案無法抑制毒品使用者增加，
且受刑人若未如預期改過，日後回歸社區可能弊大於益，因此，

緩起訴處分能讓部分毒品使用者不進入監所系統，先在社區接受醫療處遇並維持日常生活，可能帶來長遠的公共利益。但這部分需要長期追蹤個案成果，了解此項政策施行的成本。最後，以醫療資源分配的正當性來探討，目前緩起訴處分主要是由非法藥物使用者自費治療，部分由公務預算挹注，但政府過去對培植成癮相關醫療及社區心理衛生人員的投入有限，從醫療人權角度，提供充足醫療資源給予成癮者有其正當性。

　　非法藥物使用之成因和其所帶來之影響多相當複雜，包含了個人、家庭學校、社區和社會環境因素的交錯，因此，在新世代反毒策略中的提升附帶戒癮治療緩起訴處分比率，可視為臺灣社會跨出理解邊緣群體生活處境的一小步，未來需要政府整合更多地方系統，進行長期追蹤研究，明確評估此政策之有效性、公眾利益和醫療資源使用的正當性。

表5-1　擴大緩起訴處分戒癮治療以及多元化處遇的規範分析

項目	檢驗內容
政策目的	非法藥物使用者因為生理性與心理性的成癮，如果在接受勒戒或戒治前，先給予醫療資源協助，可以達到減害與戒癮的目的
形成背景	現有勒戒戒治成效不彰，監所人滿為患，醫學與公衛實證鴉片類成癮者接受替代療法介入有其減害效果
立法	《毒品危害防制條例》
行政	法務部、衛生福利部、地方衛生局與毒防中心各地地檢署、各縣市指定醫院
司法	各地地檢署檢察官得處分緩起訴與指定觀護人追蹤
有效性	研究實證顯示針對一級毒品，鴉片與海洛因之美沙冬替代療法有其成效，但二級毒品缺乏有效的生理或心理治療實證效益
符合比例	這些非法藥物使用者如果強制就診，可能排擠有限的心理健康醫療資源
必要性	要減少成癮行為的危害，醫療或刑罰如何共同介入，甚至是否需要教育系統介入？
最小傷害	非法藥物使用者未必願意接受精神疾病汙名化的標籤
公共辯護	不明
公共參與	非法藥物使用者的個人意願是否需要在處分決策時參考，以及如何參考
勞動壓迫、文化壓迫、暴力壓迫	雖然社區醫療介入有助於回歸社區家庭生活，但強制就診可能讓非法藥物使用者在工作時間上受限，又精神疾病汙名化可能影響工作機會，造成勞動壓迫。

※ 問題討論

1. 成癮究竟是一種個人犯下的罪行、一種疾病，或是個人對於社會適應不良所產生的學習行為，抑或是社會結構不平等下的產物？你最贊同哪一種觀點？你贊同的觀點，在閱讀本文前後有改變嗎？理由為何？

2. 當前的新世代反毒策略，傾向將成癮視為疾病來加以治療，但治療的費用該由誰來支付呢？緩起訴相關法規現況（2021年）下，主要是由違法成癮者自掏腰包，自費支付，但於此同時，這些人的併發症與相關疾病仍是由健保支付其費用。成癮治療，是否同樣應該納入健保給付？或由其他公費支付？請說明你支持或反對的理由。

※ 議題進階閱讀

1. 有關三種成癮的主要觀點，參考：李素卿譯。1996。《上癮行為導論》五南圖書出版。原著Thombs, D. L. 2006. *Introduction to Addictive Behaviors*. Third edition (3rd ed.). New York: Guilford Press.

2. 成癮是一種大腦疾病，這篇Science刊登的經典文章至2021年3月被引用超過2000次（Google Scholar）。Leshner, A. I. 1997. Addiction is a Brain Disease, and It Matters. *Science*, 278(5335), 45-47. doi:10.1126/science.278.5335.45

3. 經典醫療社會學讀物，檢視鴉片和海洛英使用在西方社會的歷史和政治脈絡。Conrad, P., & Schneider, J. W. 2010. Opiate Addiction: The Fall and Rise of Medical Involvement In P. Conrad & J. W. Schneider (Eds.), *Deviance and Medicalization: From Badness to Sickness* (pp. 110-144). Philadelphia: Temple University Press.

感謝林達檢察官、馬偕醫學院陳喬琪教授、國家衛生研究院林彥鋒醫師給予建議。

參考文獻

Chou, Y. C., Shih, S. F., Tsai, W. D., Li, C. S., Xu, K. & Lee, T. S. 2013. Improvement of Quality of Life in Methadone Treatment Patients in Northern Taiwan: A Follow-Up Study. *BMC Psychiatry, 13*, 190. doi:10.1186/1471-244X-13-190

Ciketic, S., Hayatbakhsh, M. R., Doran, C. M., Najman, J. M. & McKetin, R. 2011. A Review of Psychological and Pharmacological Treatment Options for Methamphetamine Dependence. *Journal of Substance Use, 17*(4), 363-383. doi:10.3109/14659891.2011.592900

Dutra, L., Stathopoulou, G., Basden, S. L., Leyro, T. M., Powers, M. B. & Otto, M. W. 2008. A Meta-Analytic Review of Psychosocial Interventions for Substance Use Disorders. *American Journal of Psychiatry, 165*(2), 179-187.

Elkashef, A. & Khalsa, J. H. 2021. Pharmacotherapy of Addiction to Amphetamine-Type Stimulants. In *Textbook of Addiction Treatment* (pp. 187-195).

Gabay, M. 2013. The Federal Controlled Substances Act: Schedules and Pharmacy Registration. *Hospital Pharmacy, 48*(6), 473-474. doi:10.1310/hpj4806-473

Galea, S. & Vlahov, D. 2002. Social Determinants and the Health Of Drug Users: Socioeconomic Status, Homelessness, and Incarceration. *Public Health Reports, 117 Suppl 1* (Suppl 1), S135-145. 取自 https://www.ncbi.nlm.nih.gov/pubmed/12435837

Heilig, M., MacKillop, J., Martinez, D., Rehm, J., Leggio, L. & Vanderschuren, L. 2021. Addiction as a Brain Disease Revised: Why It Still Matters, and The Need for Consilience. *Neuropsychopharmacology*. doi:10.1038/s41386-020-00950-y

Leshner, A. I. 1997. Addiction is a Brain Disease, and it Matters. *Science, 278*(5335), 45-47. doi:10.1126/science.278.5335.45

National Institute on Drug Abuse. 2020. Drugs, Brains, and Behavior: The Sicence of Addiciton 取自 https://www.drugabuse.gov/publications/drugs-brains-behavior-science-addiction/drugs-brain

Nutt, D., King, L. A., Saulsbury, W. & Blakemore, C. 2007. Development of a Rational Scale to Assess the Harm of Drugs of Potential Misuse. *Lancet, 369*(9566), 1047-1053. doi:10.1016/S0140-6736(07)60464-4

Rawson, R. A., Marinelli-Casey, P., Anglin, M. D., Dickow, A., Frazier, Y., Gallagher, C. & Methamphetamine Treatment Project Corporate. 2004. A Multi-Site Comparison of Psychosocial Approaches for the Treatment of Methamphetamine Dependence. *Addiction, 99*(6), 708-717. doi:10.1111/j.1360-0443.2004.00707.x

Stuart, A. M., Baker, A. L., Denham, A. M. J., Lee, N. K., Hall, A., Oldmeadow, C. & McCarter, K. 2020. Psychological Treatment For Methamphetamine Use and Associated Psychiatric Symptom Outcomes: A Systematic Review. *Journal of Substance Abuse Treatment, 109*, 61-79. doi:10.1016/j.jsat.2019.09.005

Thombs, D. L. 著，李素卿譯。1996。《上癮行為導論》，臺北：五南圖書出版。

Thombs, D. L. 2006. *Introduction to Addictive Behaviors. Third edition* (3rd ed.). New York: Guilford Press.

United Nations Office on Drugs Crime. 2019. World Drug Report 2019: Executive Summary 取自 https://wdr.unodc.org/wdr2019/prelaunch/WDR19_Booklet_1_EXECUTIVE_SUMMARY.pdf。

自由時報。2016。〈吸毒醫療前置化引議 朱學恒、沈伯洋激烈筆戰〉。取自 https://news.ltn.com.tw/news/society/breakingnews/1783282。

行政院。2017。新世代反毒策略。取自 https://english.ey.gov.tw/News_

　　　Hot_Topic.aspx?n=8B236BAE06BC6E97&sms=6F823AB71BCC
　　　1C04。

行政院。2018。新世代反毒策略行動綱領（修正核定本）。取自 https://
　　　antidrug.moj.gov.tw/cp-51-6094-2.html。

行政院新聞傳播處。2017。〈政院提出「新世代反毒策略」林揆：全
　　　力打擊毒販 免除毒品危害〉。取自 https://www.ey.gov.tw/News_
　　　Content2.aspx?n=F8BAEBE9491FC830&sms=99606AC2FCD53A3A&
　　　s=4BB29BE1CBB79A0A。

法務部。2019。〈立法院今（17）日三讀通過毒品危害防制條例部分條
　　　文修正，積極守護國人免於毒品犯罪之危害〉。取自 https://www.
　　　moj.gov.tw/cp-21-124579-6e785-001.html。

法務部。2020。毒品案件統計分析。取自 https://antidrug.moj.gov.tw/lp-
　　　1197-2.html。

食品藥物管理署。2019。停看聽-107年全國物質使用調查結果。取自
　　　https://www.mohw.gov.tw/fp-4255-48855-1.html。

黃逸薰。2019。〈從犯人到病人，藥癮者「緩護療」10年改革還缺什
　　　麼？〉。取自 https://www.twreporter.org/a/drug-addicts-deferred-prosecution-
　　　addiction-treatment。

楊士隆、李思賢、鄭凱寶、顧以謙、劉子瑄、溫梅君。2017。〈緩起訴
　　　與觀勒戒治第二級毒品施用者施用相關經驗之比較研究〉。《藥物
　　　濫用防治》2卷4期，1-3+5. doi:10.6645/jsar.2017.2.4.1。

葉毓蘭。2020。〈社會安全網破洞越補越大〉。取自 https://www.
　　　chinatimes.com/opinion/20200825005374-262105?chdtv。

監察院。2016。〈調查報告〉。取自 https://www.cy.gov.tw/CyBsBox Con-
　　　tent.aspx?s=4256。

蔡田木。2018。〈我國附命完成戒癮治療之緩起訴處分機制與成效之檢
　　　討〉，行政院，取自 https://www.ndc.gov.tw/News_Content.aspx?n=E4

F9C91CF6EA4EC4&sms=4506D295372B40FB&s=FE16CBE3A3C0C2
C7&upn=0E442370ED3F73C5。

顏思好。2018。〈監獄醫療：一張為時已晚的保外醫治同意書〉，《台灣
人權學刊》4卷4期，165-175。

思辨 6

推動醫療品質促進了什麼，以什麼為代價？

What Do We Achieve in Advancing Healthcare Quality, and at What Cost?

廖偉翔

摘要

　　咸認良好的醫療品質是現代化醫療不可或缺的一部分，然而醫療品質具體是如何評估、測量、比較、改善，我們量測的醫療品質項目是否真能代表我們想要改善的醫療品質，過程中又可能有哪些後果及非預期性的後果，則較少受到探討與重視。本文試圖說明：醫療品質是一非常廣闊的概念，充滿異質性，然而在實務執行上卻又限縮於各種指標化的呈現與比較，使得醫療品質成為「管理」與「照護」兩者間潛在張力受凸顯的主戰場之一。

一、醫療品質：何謂及為何

在醫療或公共衛生領域，「提升醫療品質」可說是人人皆贊同的宏大目標。畢竟每一個人從出生到死亡，不可避免在生命中的某些時間點必須使用醫療服務。醫療不僅複雜、高度專業，而且所費不貲，如何獲得高品質的醫療服務，便成為至關重要的問題。

然而進一步探問，不同對象所設想或最優先考量的「醫療品質」，內涵可能大異其趣。這些對象可能包括學者、醫療服務提供者、政策制定者，甚至是醫療服務使用者。而這些價值之間的莫衷一是，有時甚至會彼此壓縮、衝突，這點往往在資源分配與臨床決策的當下，才更顯明地暴露出來。本文意圖說明，醫療品質的概念本身即使有給定的規範性定義，但由於實作層次上，同時具備滾動式檢討與數字管理的兩大特質，使提升醫療品質與其說是追求某個固定的目標，不如更像是一個不停試圖逼近滿分的過程，而且「滿分」的定義還會不時游移。再者，追求醫療品質的作為，是否真能導致良好的照護，何謂良好的照護，又是誰說了算，似乎都還是有待考察的問題。

追求醫療品質的歷史脈絡，可上溯至19世紀的南丁格爾（Florence Nightingale）或20世紀初的考德曼（Ernest Codman）醫師。南丁格爾致力於提倡實證醫學、建立護理專業、改善衛生條件等（Schmalbach 2015），而考德曼則認為醫院要追蹤病人足夠長的時間，了解治療的「最終結果」（end result），並針對失敗的個案作分析，以避免重蹈覆徹（Mueller 2019）。此外，工業管理在品質改善上的倡議與成功，也使品質的概念進入醫療當中。

然而，較為近代的醫療品質評估方式與架構，咸認是1966年由唐納比迪安（Avedis Donabedian）提出的「結構－過程－結果」模型所確立下來（Donabedian 1966）。此模型將醫療照護區分為結構（structure，如人員資格、設備、電子病歷系統等）、過程（process，照護過程是否按證據進行，例如糖尿病患者是否定期檢查眼底等），以及結果（outcome，如死亡率、再住院率等），為醫療品質的測量與比較樹立了一致的基礎。此後，各項醫療品質指標基本上都可按「結構－過程－結果」的概念區分來理解，並作出相應的評估與管理。

而在1990年，美國國家醫學研究院（National Academy of Medicine，NAM，前身為Institute of Medicine，IOM）針對醫療品質提出了明確的定義：「針對個人及群體的健康服務，能提升可欲之健康結果的可能性並與當前專業知識相符的程度」（IOM 2001）。換言之，好的醫療品質，意味著醫療服務必須奠基於與時俱進的專業知識，並能帶來人們想要的健康結果。而較差的醫療品質，不見得不能帶來想要的健康結果，只是機會比醫療品質較佳者來得低。深究醫療品質的定義，NAM也曾於2001年出版的醫療品質專書《跨越品質的鴻溝》（*Crossing the Quality Chasm*）一書中，就醫療品質提出六個面向的分析框架，分別是：安全、有效、病人為中心、及時、效率、公平。爾後，直至2008年，柏瑞克（Donald Berwick）等人提出，僅專注於這六個面向的改善，不足以達成高價值的健康照護，因而提出範圍更廣且彼此相互依賴的「三重目標」（triple aim）：照護（改善照護經驗）、健康（改善群體健康）以及成本（減少人均醫療照護成本）（Berwick, Nolan & Whittington 2008）。

　　至此，吾人得以想像，所謂好的醫療品質的願景，設想的是資源能獲得有效利用的同時，也能達成足夠良好的照護經驗與健康結果。然而，何謂可欲之健康結果（desired health outcomes），各家說法經常莫衷一是。因而也不難理解，在「醫療品質」概念的大旗下，本質上異質性極高、甚至難以共量（或許不至於到「不可共量」）的各種價值，其實是用一組相對扁平的測量方式進行估計，從而獲得某種程度上「魚與熊掌可以兼得」的結論。

　　另外，除了前述的美國、英國、澳大利亞、日本等各國，以及世界衛生組織，或是各式非營利組織，都有專為提升或確保醫療品質而設立的單位。比如在WHO官方網站的各項健康主題（health topics）中，醫療品質就列名其中；另外，聯合國於2015年提出的17項永續發展目標（Sustainable Development Goals，SDGs）中，其中第3點「確保健康及促進各年齡層的福祉」之下，直指要「達成全民健康覆蓋，包括財務風險保護、取得高品質必要醫療保健服務，以及所有的人都可取得安全、有效、高品質、負擔得起的必要藥物與疫苗。」醫療品質的重要性，可說是取得了全面的肯認。

二、臺灣醫療品質相關政策之脈絡

　　就臺灣而論，廣義與醫療品質相關的政策早已行之有年。目前學界咸認，醫療品質在臺灣的發展始自1978年的教學醫院評鑑，旨在確保醫學系學生臨床實習的訓練品質。而《醫療法》於1986年公布，除了開宗明義確立醫療品質的地位（「為促進醫療事業之健全發展，合理分布醫療資源，提高醫療品質，保障病

人權益，增進國民健康，特制定本法」），其在2004年的修正中加入「醫院應建立醫療品質管理制度，並檢討評估」的條文，進一步使管理醫療品質成為醫院必要的業務。再者，醫療網計畫（1986年）與全民健康保險（1995年）的實施，前者使醫療品質資料有分區的建立與追蹤，後者使醫療品質、評鑑與支付制度等更緊密結合（魏玉容、鍾國彪、鄭守夏 2005）。最後，在1999年，半官方色彩的「財團法人醫院評鑑暨醫療品質策進會」（簡稱醫策會）成立，在各項醫院評鑑及醫療品質提升計畫扮演關鍵的角色。

發展至今，檯面上已有各式各樣的醫療品質與監測計畫，包括官方的系統（例如全民健康保險醫療品質資訊公開網）、專業學會的系統（例如臺灣臨床成效指標），以及衛生福利部內各單位與醫療品質相關業務衍生的系統（例如癌症照護品質改善），複雜而多樣化的品質管理，使得符合單項計畫或品質指標的要求已不足夠，醫療院所內部作業更需要整合各項計畫之間的要求，已經帶來不小的挑戰（鄭雅穗等 2019）。當然，醫療品質與評鑑並非完全可劃上等號，然而臺灣施行全民健保之單一支付者制度的前提下，醫療品質作為各類攸關經費、人力等資源之「獎懲制度」的「評核指標」，可說是不爭的現況。

此外，自2004年起由社團法人國家生技醫療產業策進會（以下簡稱生策會）所推動的國家品質標章（Symbol of National Quality，簡稱SNQ），其用意在於「每年審視市面上的醫療保健服務與產品，讓國內民眾認識優秀的醫療團隊，以及高品質的生技醫療產品，免除安全與品質的疑慮」（SNQ，n.d.）。雖有論者認為SNQ與一般醫院或醫學會的評鑑最大的不同之處在於，後者

是尋找缺點以求改進，前者則是強調優點而鼓勵成為相互效法的對象（鄭瑞楠等 2013）；然而實務上，隨著參賽件數逐年增加，除了表定欲達成的各種正面影響，諸如醫院提升知名度、參與單位獲得肯定、其他單位可以標竿學習、參與者提升個人榮譽感等等之外，參賽過程為相關人員增加的額外業務及工作壓力，仍是品質獎的光環下不太受到重視的面向（廖盈君 2019）。

　　綜合以上，臺灣當前醫療品質相關政策的利益相關者，牽連甚廣，在各政府單位、半官方色彩的醫策會、生策會，專業學會、各級醫院、醫院協會、醫事人員公會，以及研究單位、消費者團體、病友團體等不同組織皆有屬於自身的理念、利益及議程的狀態下，再加上醫療現場固有的臨床與行政事務龐雜，使得藍忠孚教授於2000年時對臺灣醫療品質困境的論述，至今讀來仍顯得貼切（以下為節錄）：「現今醫療品質問題主要在於：一、缺乏整體醫療品質政策，使推動醫療品質的努力與力量不易聚焦。二、相關人員配合度與溝通協調應加強，從行政品管到流程管理與臨床品管，在在需要跨科際的整合。三、欠缺一致的醫療品質評估標準，難以作為持續改善的依據」（藍忠孚等 2000）。

三、醫療品質實際上如何受到管理？

　　2010年，行政院衛生署（現衛福部）與醫策會共同出版了《醫療品質教學指引》一書，這是專門為畢業後一般醫學訓練的教師及學員（PGY醫師）所撰寫的指引，而接受畢業後一般醫學訓練則是擔任分科住院醫師的先決要件，因此可說，這本指引幾乎可說是對全體醫師的教材（石崇良 2010）。此書前半部說明醫

療品質領域的重要概念，而後半部則是案例討論。其中案例包括用藥安全、感染控制、手術安全、預防跌倒、異常事件通報、管路安全、鼓勵病人及家屬參與、醫療團隊的有效溝通，甚至火災預防與應變等等。然而全書並未特別說明的是，如果醫療品質包含了醫院可能涉及的方方面面，究竟我們該重視這麼多指標的哪些指標？當前的醫療品質管理制度是否真的朝向其目標前進，持續提升醫療品質？

若點開「全民健康保險醫療品質資訊公開網」，其中羅列各項品質指標，洋洋灑灑，包括：出院後三日內同院所再急診率、十四日內再住院率、慢性病連續處方箋比率、願意接受安寧緩和醫療之比率、糖尿病病人血清肌酸酐檢查執行率等等，針對醫院、西醫基層、牙醫、中醫以及各項疾病如人工膝關節手術、子宮肌瘤手術、消化性潰瘍疾病、鼻竇炎等等，各有其特定的指標（衛生福利部中央健康保險署 n.d.）。然而實際的困難在於，倘若每項指標都很重要，或許反而凸顯不出它真正的重要性。實務上，有限的心力時常要決定是該專注於眼前的事物，或是那些備受重視的預先設定好的指標上；往往結果若非顧此失彼，就是流於形式。

歷史學家Muller在《失控的數據》書中強調，問題不在於重視指標本身，而是過度執著於指標。他提出幾個可以快速參照的重點，說明指標一再出現的缺陷，包括衡量最容易衡量的項目、因標準化而降低資訊品質、只做容易達成指標目標的工作、藉由降低標準來改善數據、由省略或扭曲資訊來改善數據，以及作弊等等。書中有一整個章節在探討醫療照護，時常被提出作為成功例證的克里夫蘭醫學中心、蓋辛格醫療體系，以及改善中央靜脈

導管感染率的密西根加護病房基石計畫，與其直接歸因於指標的成功，不如說是優良的組織文化，以及指標與醫療人員內在動機一致才是關鍵。此外，管理品質本身所需付出的成本相當巨大，美國各大主要的醫學中心為了向政府及保險公司上報品質評核結果所需的支出占淨收入的百分之一。其中除了有形的資訊收集與處理的成本，更有無形的醫療人員的機會成本（本來可以投入於照護或進修的時間，卻拿來處理評鑑相關事務）（Muller 2019）。

四、醫療品質的能與不能

　　知名外科醫師與公衛學者Gawande曾在《清單革命：不犯錯的祕密武器》一書中提出，若在醫療現場採用檢查表（checklist），將能協助偵測問題，大幅減少疏失，書中是以降低手術死亡率與併發症作為醫療上的實證（Gawande 2018）。然而儘管我們可以很容易理解，錯誤更少的醫療是品質更好的醫療，但這足以稱之為高品質的醫療照護嗎？醫療人類學家凱博文，將多年照顧罹患失智症妻子的經驗以及對照護議題的思索，寫成《照護的靈魂》一書。漫長的轉介、候診，重複接受檢驗，以及對病人漠不關心的醫療體制，再再說明了醫療現場與品質指標的距離（Kleinman 2020）。凱博文在一場近期的演講中表示，醫療品質在測量的對象時常更像是「機構效率」（institutional efficiency），而非照護本身（Kleinman 2021）。

　　而在臺灣，根據勞動部勞動及職業安全衛生研究所出版的《我國醫師工作壓力風險因子評估》報告，其中針對全體醫師的單項職場壓力評估，平均分數最高的前三位分別是「健保規定影

響專業服務」、「工作責任重」、以及「醫療費用遭健保核刪」；而在醫院工作的醫師，無論是住院醫師或主治醫師，更指出「接受醫院評鑑」這一項，亦是職場壓力的主要來源（李明濱、胡佩怡、廖士程 2014）。黃致翰醫師針對住院醫師過勞的研究指出，住院醫師認為工作時間花費在文書作業甚多，其中占比最高的是有39.4%的住院醫師，認為花費自己41%-60%的工作時間在文書作業上，而認為花費21%-40%及61%-80%的工作時間者則各占約四分之一（Huang et al. 2019）。

　　放眼臨床現場，無論醫療服務的提供者或使用者，勢必都認為有些事情可以做得更好。在提供者端，第一線的臨床人員往往把大量時間花費在文書作業、瑣碎的規定，以及數不清的行政要求，而實際接觸病人的時間卻相當有限。而在使用者端，參酌衛福部出版的《2017年群體衛生福利品質指標報告》，其中「病人經驗指標」的部分，「醫師提供足夠時間為病人看診」、「醫師提供簡單易懂的說明」皆表現不佳，「醫師有讓病人參與治療或照護決定」表現也僅屬中等（衛生福利部 2019）。持平而論，由此報告書的內容，可以見得衛福部對醫療品質議題確實更有宏觀的企圖，也納入婦幼健康、長期照顧、社會福利等衛福部主政的內容，然而其中具體的醫療品質仍以「管理各項指標」為出發點，或許直面指標管理的極限，才是更為核心的議題。

　　茲舉一例：任何層級醫療院所的工作人員，一定都同意，醫療資訊系統使用的友善與順暢程度，勢必會影響診療與作業的效率以及情緒。每個人都多少處理過網路連線、健保卡讀卡機，甚至印表機卡紙等問題。然而當前臺灣的醫療品質評估，似乎未曾見過相關指標的設立。事實上，芬蘭已有研究指出，若能提升電

子病歷系統的易於使用程度與穩定度，可增進醫師對工作的掌握感並減輕時間壓力（Vainiomäki et al. 2017）。

　　此外，目前臺灣針對「醫療品質管理」本身所耗費成本的估計，似乎付之闕如。我們知道，美國醫療體系在行政支出的開銷是驚人地高，達到總健康照護支出的15%至25%之譜，造成重大負擔（Chernew & Mintz 2021）；至於臺灣健保的行政費用占醫療支出的比則是逐漸降低，由2008年的1.42%到2018年的0.59%，也有論者認為這導致資源難以獲得更妥善的運用（方德琳、鄭閔聲、蘇柏昀 2020）。相比之下，考量到前述醫療品質管理在實務上可能有疊床架屋、見樹不見林的困境，我們不太確定的是，到底用於「管理」醫療品質投入的資源，是否受過嚴格的檢視，又是否有人探問過現行醫療品質管理的極限何在。

五、結語：未竟之業

　　綜合上述回顧與討論，其實不難看出，隱藏在「醫療品質」大旗之下的，是來自「管理」思維的壓力。管理的目的往往在於提升效益，追求的是壓低成本、增加收益，而方式是促進競爭。然而醫療的目的則是運用現有的醫學知識與技術，尋求解決或減緩病患的痛苦。兩者間隱含的張力與矛盾，在醫療品質一項項指標與競賽被提出來的時候，就被凸顯了出來。究竟在當代的醫療環境中，該如何在追求效率的同時還能保有足夠人性化的照護，或許才是醫療品質這一題真正難解之處。

表6-1、醫療品質政策的規範分析

項目	檢驗內容
政策目的	醫療服務必須奠基於與時俱進的專業知識，並能帶來人們想要的健康結果
形成背景	過往缺乏醫療品質的測量與促進，醫療費用上漲，消費者意識抬頭，國際風氣等
立法	《醫療法》
行政	衛生福利部
司法	不適用
有效性	各項品質指標具實證，然而指標也需隨實證汰換
符合比例	各項品質指標確實改善
必要性	「醫療品質」的概念在改善指標上確實有助益，但若是想推動「照護」或甚至「健康」，「醫療品質」本身或許並不足夠
最小傷害	醫療品質政策整體的損益分析較為缺乏
公共辯護	政府以為民眾把關醫療品質作為論述基礎
公共參與	病人經驗開始受重視，且消費者代表或病友團體具影響力，除非有重大醫療事件，否則社會大眾直接發聲影響制度的可能性較低
勞動壓迫	醫療品質高低仍可能沿著醫療院所所在地之所得線分布，固化既有之健康不平等
文化壓迫	相關政策制定者對醫療品質的認定可能強加於價值觀不同的使用者身上
暴力壓迫	不適用

※ 問題討論

1. 醫療品質等於各種指標嗎？如果不是，那又該是什麼？
2. 你的醫療品質不是我的醫療品質，究竟醫療品質誰說了算？
3. 醫療品質項目龐雜，是否重要的事情太多，反而讓真正重要的事情被蒙蔽？
4. 追求品質究竟要永無止境，或是夠好就好？
5. 我們真正在追求究竟的是醫療品質、好的醫療照護，或是健康？

※ 議題進階閱讀

1. Mintzberg, H. 2017. Managing the Myths of Health Care: Bridging the Separations between Care, Cure, Control, and Community. Oakland, CA.: Berrett-Koehler Publishers.

2. Kohn, Linda T., Corrigan, J. M. & Donaldson, M. S.著，鄭紹宇等譯。2012。《跨越品質的鴻溝》，臺北：臺灣醫療品質協會。

3. Muller, J. Z.著，張國儀譯，2019。《失控的數據》，臺北：遠流。

4. Kleinman, A.著，王聰霖譯。2020。《照護的靈魂》。臺北：心靈工坊。

參考文獻

Berwick, D. M., Nolan, T. W. & Whittington, J. 2008. The Triple Aim: Care, Health, And Cost. *Health Affairs*, 27(3), 759-769. doi:10.1377/hlthaff.27.3.759

Chernew, M. & Mintz, H. 2021. Administrative Expenses in the US Health Care System: Why So High? *Journal of the American Medical Association*, 326(17), 1679-1680. doi:10.1001/jama.2021.17318

Donabedian, A. 1966. Evaluating the quality of medical care. *The Milbank Memorial Fund Quarterly*, 44(3), 166-206.

Gawande, A. 著，廖月娟譯，2018。《清單革命：不犯錯的祕密武器》，臺北：天下文化。

Huang, E. C.-H., Pu, C., Huang, N. & Chou, Y.-J. 2019. Resident burnout in Taiwan Hospitals—and Its Relation to Physician Felt Trust from Patients. *Journal of the Formosan Medical Association*, 118(10), 1438-1449.

Institute of Medicine. 2001. *Crossing the Quality Chasm: A New Health System for the 21ˢᵗ Century*. Washington, DC: The National Academies Press.

Kleinman, A. 著，王聰霖譯。2020。《照護的靈魂》。臺北：心靈工坊.。

Kleinman, A. 2021. How Do Doctors Heal? Reimaging Care in Medicine and Psychiatry. Paper presented at the The Inaugural Char-Nie Chen Distinguished Lecture, Hong Kong.

Mueller, K. 2019. Commentary: Ernest Codman and the Impact of Quality Improvement in Neurosurgery: A Century Since the Idea of the "End Result." *Neurosurgery*, 84(2), E116-E119. doi:10.1093/neuros/nyy500

Muller, J. Z. 著，張國儀譯，2019。《失控的數據》，臺北：遠流。

Schmalbach, C. E. 2015. Patient Safety/Quality Improvement (PS/QI):

Florence Nightingale Prevails. Otolaryngology–Head and Neck Surgery, 152(5), 771-773. doi:10.1177/0194599815577604

SNQ。N. D.。〈SNQ國家品質標章〉。取自https://www.snq.org.tw/chinese/ 05_about/01_about.php

Vainiomäki, S., Aalto, A.-M., Lääveri, T., Sinervo, T., Elovainio, M., Mäntyselkä, P. & Hyppönen, H. 2017. Better Usability and Technical Stability Could Lead to Better Work-Related Well-Being among Physicians. Applied clinical informatics, 8(4), 1057-1067. doi:10.4338/ ACI-2017-06-RA-0094

方德琳、鄭閔聲、蘇柏昀。2020。〈薄冰上的台灣之光！一窺「健保」背後3大危機：我們該做的，不能只有調漲保費〉。《今周刊》1242期。

石崇良。2010。《醫療品質教學指引》，臺北：行政院衛生署。

李明濱、胡佩怡、廖士程。2014。〈我國醫師工作壓力風險因子評估〉。新北：勞動部勞動及職業安全衛生研究所。

廖盈君。2019。〈國家生技醫療品質獎與國家品質標章對醫院產生的影響之探討〉。國立臺灣大學健康政策與管理研究所碩士論文。

衛生福利部。2019。〈2017年群體衛生福利品質指標報告〉臺北：衛生福利部。

衛生福利部中央健康保險署。N. D.。全民健康保險醫療品質資訊公開網。取自 https://www.nhi.gov.tw/AmountInfoWeb/index.html

鄭雅穗、盧以詮、鄭雅文、李松澤。2019。〈應用HQKMS-DMAIC方法論建立醫療品質指標管理機制〉。《電子商務學報》21卷2期，147-170，doi:10.6188/jeb.201912_21(2).0001。

鄭瑞楠、侯勝茂、邱浩彰、吳鋼治、張嘉宇、廖佳慧、宋佳樺。2013。〈國家品質標章之醫療品質促進議題〉。《台灣醫學》17卷2期，188-194。

藍忠孚、態惠英、胡澤芷、葉佳禧。2000。〈台灣地區醫療機構品質管理現況分析〉。《醫療品質》2卷1期，5-12。

魏玉容、鍾國彪、鄭守夏。2005。〈醫療品質評估的發展——從專業評鑑到報告卡系統〉。《台灣公共衛生雜誌》，24卷4期，275-283，doi:10.6288/tjph2005-24-04-01。

第三篇

權力／利的界線

Boundary of State Powers
and Individual Rights

思辨7

科技防疫對決大COVID時代，站得住？

Information Technology vs. The Great COVID-19 Era: Defensible?

劉曦宸

摘要

　　傳染病的防疫、檢疫策略從六百多年前開始成形，直至今日，讓入境旅客進行居家檢疫，或讓可能被傳染疾病的民眾進行居家隔離，都是很主要的傳染病防治策略。2020年，COVID-19來襲，臺灣防堵疫情的成果驚豔全世界，有別於過去檢疫、隔離的實行方式，此次臺灣利用了「科技防疫」讓居家檢疫、隔離的工作更加確實地執行，然而，國家可以藉防堵傳染病之名，行搜集民眾個人資料之實嗎？「防疫視同作戰」，為抵禦外敵，指揮官賦有極大的權力強制執行各種防疫策略，本篇利用這次臺灣面對COVID-19的「科技防疫」策略，探討在非一般情況下（例如戰時或傳染病大流行時）人民應被保障的權利底線。

一、黑死病不要進來！

　　14世紀時，整個歐洲大陸籠罩在黑死病的陰影之下，一些地中海沿岸的國家——身為當時中西貿易的樞紐地方——為了不讓疫病從國外進入國內，紛紛搬出了「檢疫」（quarantine）的政策。最早的檢疫措施是1377年拉古薩共和國頒布的「30天」（trentino）法令，法令規定來自疫區的公民或旅客都需要被隔離一個月才能夠進入拉古薩，在被隔離的期間，除了法律允許的人之外，其他人都不可以進入被隔離區照顧或提供被隔離者食物，之後的80年，地中海沿岸國家紛紛仿效拉古薩的這個法令，並把檢疫期間從30天延長到40天，以確定疫病不會從「境外移入」，另一個有名的故事來自來當時相當興盛的威尼斯共和國，他們讓有疫病症狀的人到離島「老拉薩路」（Lazzaretto Vecchio）上40天（quarantia），如果前往島上的疑似病患能健康地活著，就可以離開這座小島回家；另外他們讓從水路前來的人到另外一個島上（新拉薩路），分成健康的人、有疫病症狀的人和健康狀況不明的人分別住進不同的地方，同樣40天之後沒有罹病者才能進入威尼斯，而這就是「檢疫」和檢疫所（lazaretto、lazarette或lazaret）這個英文單字的由來（Madden著，黃芳田、王約譯2019；Mackowiak & Sehdev 2002）。

　　這樣的隔離或檢疫的方式，經過了六百多年的調整，成為現在各國防止特定傳染病傳播的方式之一，那麼現今將罹患特定傳染病的民眾隔離一段時間，避免他將疾病傳染給其他健康的人，以及將有可能感染傳染病的旅客檢疫一段時間，確認他有無得病的政策，在臺灣是如何發展的呢？

二、百年之後

　　2003年SARS席捲全球，當年三月臺灣出現第一名「可能」病例，[1] 四月臺北市和平醫院爆出院內感染事件，被下令「封院」，幾天後，行政院、立法院各黨團及多名立委分別提出《嚴重急性呼吸道症候群防治及紓困暫行條例》草案並於5月2日三讀通過，在防治的部分，該條例賦予各級政府機關強制隔離或撤離居民、[2] 借用公有非公用財產、[3] 徵用民間物資[4]等的權力，次月該條例進行修正，新增民眾不得隱瞞疾病史、接觸史、旅遊史等與疫病有關之事項及其相關罰則等多項規定（立法院法律系統2003）。但是「暫行條例」始終只是因應一段緊急狀況時使用的特別法，為了能對未來國際上流行的傳染病做好更全面的準備，2003年底行政院提出了《傳染病防治法》全文修正的草案至立法院，而立法院也在當年度的第二個會期加開臨時會，於2004年1

1　在當時，世界衛生組織僅將SARS病患分為「可能病例」及「疑似病例」兩類，但事實上，所謂的「可能病例」就是臨床上以診斷為SARS的病例（陳建仁 2003）。現今臺灣對SARS病例的定義，可參考疾病管制署網站：https://www.cdc.gov.tw/File/Get/kgKsgv6JsJ00Cwofil7W3g。

2　《嚴重急性呼吸道症候群防治及紓困暫行條例》第5條：各級政府機關為防疫工作之迅速有效執行，得指定特定防疫區域實施管制；必要時，並得強制隔離或撤離居民。各級衛生主管機關得對特定運輸工具及其所載人員、物品，施行檢疫。應接受檢疫之人員、運輸工具及其所載物品之所有人、使用人或管理人，不得拒絕、規避或妨礙。第8條第1項：經各級衛生主管機關認定應強制接受居家隔離、集中隔離或隔離治療者，不得拒絕、規避或妨礙；其受隔離期間，應遵行各級衛生主管機關之指示。

3　前述條例第6條第1項：各級政府機關為安置病人或與病人接觸者需要，得借用公有非公用財產；其借用期間，由借用機關與管理機關議定，不受國有財產法第四十條及地方公產管理法規有關規定之限制。

4　前述條例第7條：各級政府機關為迅速執行救人、安置及防疫工作，得向民間徵用空屋、防疫器具、設備及車、船、航空器，並給予適當之補償。其補償辦法，由行政院定之。

月2日三讀通過全文修正的《傳染病防治法》。

　　2004年修訂的《傳染病防治法》對臺灣之後的傳染病防治工作帶來了一些跨時代的影響，包括：（1）正式賦予政府機關在必要時成立「疫情指揮中心」的權力，同時，也授權主管機關[5]必要時可採行限制人民權利的防疫措施，以及中央流行疫情指揮中心可徵用或徵調民間資源；（2）在檢疫的部分，強化一些檢疫措施的內容，例如新增禁止他國人員入境，或是針對傳染病病患或疑似病患採行居家檢疫、集中檢疫或隔離治療的措施；（3）明文規定其他的政府機關須配合及協助辦理傳染病防治的項目；（4）強制規定民眾不可隱瞞與傳染病有關的事項，且須配合政府防疫、檢疫的相關政策（立法院 2003）。後SARS時期《傳染病防治法》的修訂，使未來在發生重大傳染病流行時能立即反應、提出於法有據的防疫策略，尤其是中央流行疫情指揮中心的成立，在法律的賦權下，指揮中心的指揮官在重大疫情時可統一指揮、督導、協調各級政府機關、公營事業、後備軍人組織、民間團體執行防疫工作的權力，[6]也就是說，中央疫情指揮中心的指揮官，在重大疫情發生的時候，可以指揮各種單位、團體進行各項防疫、檢疫措施。

5　在中央為衛生福利部；在直轄市為直轄市政府；在縣（市）為縣（市）政府。（《傳染病防治法》第2條）

6　《傳染病防治法》第17條第1項：本中心指揮官統一指揮、督導及協調各級政府機關、公營事業、後備軍人組織、民間團體執行防疫工作；必要時，得協調國軍支援。

三、新病毒來襲

　　為了能有條不紊地執行傳染病流行時的因應措施，2005年起，疾病管制署（時為疾病管制局）就以流感大流行作為假想敵進行了無數次的防疫演習（周淑玫等 2008），其中，防止疫病進入臺灣的頭兩道防線為「阻絕境外、邊境管制」。[7]在SARS疫情發生後的17年，全球出現COVID-19大流行，臺灣立即啟動了多年演習的因應方式，並迅速地成立了中央流行疫情指揮中心。

（一）阻絕境外、邊境管制

　　根據新聞報導，臺灣政府會注意到不明原因肺炎流行的契機，是防疫醫師半夜睡不著覺，上批踢踢實業坊（PTT）看到中國武漢有類似SARS的病例出現，回報上級之後，隔天政府就啟動了對武漢直飛臺灣的班機登機檢疫的措施（陳偉婷 2020）；2020年1月15日，疾病管制署公告將「嚴重特殊傳染性肺炎」列為第五類法定傳染病（疾病管制署 2020f），使未來防疫、檢疫的措施更能依法執行；20日，疾病管制署宣布成立「嚴重特殊傳染性肺炎中央流行疫情指揮中心」，成立疫情指揮中心的主要原因是研判此一疫情已有擴大的情形，除了持續國際機場、港埠的檢疫工作之外，也進行防疫物資的整備，以及醫療方面的規劃演練（疾病管制署 2020g）；中央流行疫情指揮中心成立隔日，我國第一例COVID-19確診病例由機場檢疫檢出（疾病管制署 2020c），

7　這是面對國際傳染病的防治主軸「四大策、五道防線」的內容，其中四大政策為及早偵測、傳染阻絕手段、藥物及疫苗，五道防線為阻絕境外、邊境管制、社區防治、醫療體系保全、個人及家庭防護。

23日，疫情指揮中心疫情等級升至二級，所有居住地或原居住地為中國武漢者拒絕入境（疾病管制署 2020b）。

（二）跟上時代的檢疫、隔離措施

　　除了拒絕來自疫區者入境臺灣的措施之外，對自疫區返國的民眾進行檢疫，以及對確診病例的接觸者進行隔離，是面對國際傳染病時在「邊境管制」和「社區防治」這兩道防線中非常重要的防治手段。1月28日，臺灣確診第一例COVID-19本土感染個案，當日指揮中心宣布將於次日啟動電子監控的措施，利用手機定位的方式，確認居家檢疫、隔離者的行蹤，若發現居家檢疫、隔離的民眾擅自外出，即會聯絡警察單位協助進行強制隔離安置，並予以處分（張茗喧 2020）；在本文中，我們定義這種利用現代數位科技技術來確保檢疫、隔離措施落實程度的方式為「科技防疫」。

　　在本次防疫中，「科技防疫」的應用包括前段所述的電子監控措施（電子圍籬）之外，政府還利用了民眾的「手機數位足跡」來發布與疫情有關的訊息。例如2月初爆出「鑽石公主號」的疫情（Nakazawa, Ino, Akabayashi 2020），因航線中有一站設於基隆，船上旅客有下船到臺北地區觀光，因此指揮中心利用「災防告警細胞廣播傳染病警示訊息發送系統」告知民眾下船旅客的觀光景點，請在同時間出現於同地點的民眾進行自主健康管理（疾病管制署 2020h）；另外在四月初，有媒體報導某例確診個案的職業為酒店公關，雖指揮中心並未直接證實媒體的懷疑，卻也在回應記者問題時間接證實疫調人員是透過資訊、通聯、電子足跡的方式追查到個案於工作上的難言之隱（疾病管制署 2020a）；

四月中，「敦睦艦隊專案」的防疫處理，指揮中心則是根據確診個案的疫調結果，針對有和確診個案「同時間、同地點」超過15分鐘以上的電子足跡的民眾發出關懷簡訊，請可能被傳染的高風險民眾進行自主健康管理（綜合報導 2020）。雖然這樣的「科技防疫」措施讓我們在這次的防疫中得到了不錯的成果，政府甚至還開發了「社交距離App」準備在必要的時候上架，使民眾可以知道自己是否曾與可能染病的民眾有近距離接觸，以適時地進行自主健康管理的措施（疾病管制署 2020d），但是，在未取得民眾的許可之下，利用數位科技技術獲得民眾的個人資料進行防疫的方式，是否有侵犯到民眾權益的疑慮呢？

四、與新病毒的作戰，防疫之下人民的權利底線在哪？

　　讓我們再重新整理一次臺灣現行防疫政策奠基的背景。首先，因為2003年的SARS疫情，臺灣出現「防疫視同作戰」的氛圍，賦予政府要求民眾在防疫期間須共體時艱、強制人民不得隱瞞與疾病相關的事項，以及配合所有防疫措施的權力；第二，SARS過後，政府為對未來流行疫情的因應預做準備，修法賦予「中央流行疫情指揮中心」指揮官統一指揮、督導及協調各級政府機關、公營事業、後備軍人組織、民間團體執行防疫工作，必要時還可協調國軍支援的權力（《傳染病防治法》第17條）。根據上述的兩個背景，COVID-19來臨時，我們可以看到「中央流行疫情指揮中心」有非常大的權力可統籌指揮各部會、單位調度所需（先不論是否必須）的防疫資源。

（一）電子圍籬與須接受檢疫、隔離的對象

　　以科技防疫為例，最先推出的「電子圍籬」就需要（need）民間電信業者（中華電信）協助提供基地臺資訊給疫情指揮中心。指揮中心在1月28日宣布啟動居家檢疫、隔離的電子監控措施時，有說明此項措施是由《傳染病防治法》第48、58條[8]授權（陳婔翎 2020）；四月，衛生福利部更於立法院院會時，補充說明電子監控符合《個人資料保護法》第15、20條[9]的規定（衛生福利部 2020）。根據報導，電子監控在技術上是使用手機與基地臺訊號的三角定位方式來推斷手機持有人的位置，這些訊號都是去識別化的，也就是說並不侵犯民眾的隱私；須要進行居家檢疫、隔離的民眾提供持有的手機號碼，電信公司設定該手機號碼只能出現在某個基地臺範圍內（電子圍籬），即可監控居家檢疫、隔離的進行（鍾張涵 2020a）。

　　離開電子圍籬劃定範圍的「出框率」在實施四個月後由30%降至0.3%（疾病管制署 2020d），對於檢疫、隔離的執行效果而言可以說是很好的；由於確實執行居家檢疫、隔離可有效預防疫病的擴散（Tsou et al. 2020），也就是說，暫時限制有染病風險

---

8 《傳染病防治法》第48條第1項：主管機關對於曾與傳染病人接觸或疑似被傳染者，得予以留驗；必要時，並得令遷入指定之處所檢查、施行預防接種、投藥、指定特定區域實施管制或隔離等必要之處置；同法第58條第1項第4款：對自感染區入境、接觸或疑似接觸之人員、傳染病或疑似傳染病病人，採行居家檢疫、集中檢疫、隔離治療或其他必要措施。
9 《個人資料保護法》第15條：公務機關對個人資料之蒐集或處理，除第六條第一項所規定資料外，應有特定目的，並符合下列情形之一者：一、執行法定職務必要範圍內，二、經當事人同意，三、對當事人權益無侵害；同法第20條：非公務機關對個人資料之利用，除第六條第一項所規定資料外，應於蒐集之特定目的必要範圍內為之。但有下列情形之一者，得為特定目的外之利用：⋯⋯二、為增進公共利益所必要⋯⋯。

者的人身自由，可以保護到社區裡其他人的健康，大法官釋字第690號也認為這是為保護重大公益所採取的合理必要手段，符合比例原則（司法院 2011），因此以電子圍籬的方式進行檢疫、隔離的監控，在有效性上和符合比例原則上，應無太多疑慮。

（二）手機數位足跡與須接受疫情調查的對象

　　但是在科技防疫中，政府必須（must）得到民眾的「手機數位足跡」嗎？就技術上來說，手機數位足跡是使用和電子圍籬類似的方式，亦即透過手機與基地臺訊號的三角定位，藉以獲得手機門號持有者（例如鑽石公主號上所有的旅客）在特定時間內曾經出現的大略位置（足跡）（鍾張涵 2020a），四月初確診的酒店公關也是利用這樣的方式發掘他的足跡與自述的疫調內容不符；透過這樣的方式，政府可以針對傳染病警示地點發布警訊，或是確認疫調內容的正確性，讓防疫工作做得更滴水不漏，不過我們也能從指揮中心的記者會中發現，手機數位足跡會透露個案在疫調時的「難言之隱」（疾病管制署 2020a），這些「難言之隱」一定是個案不想讓人知道的隱私，政府在要求民眾對於和傳染病有關的事項要據實以告的時候（《傳染病防治法》第31條），要如何同時兼顧個案隱私不被透露，甚至被社會追殺呢？

（三）手機數位足跡與一般民眾

　　另一方面，手機數位足跡也可用在一般民眾與確診個案足跡的配對（敦睦艦隊專案），由政府與民間一起開發的「社交距離App」也有類似的功效，能對一般民眾發出染病風險的提醒（鍾張涵 2020b）。類似「社交距離App」的防疫軟體在國際上已經有

不少文獻在做討論，例如瑞士的學者認為使用者或設計者應該要能檢查App是否會侵犯到個人權益，因此發展出一個檢核表提供給大眾使用（Vokinger et al. 2020），另外也有其他學者建議，在設計App時宜讓個人資料的搜集最小化，比方不要使用手機號碼註冊，改用註冊電子郵件帳號的方式來減少可以輕易識別出個人的情況（Abeler et al. 2020；Yasaka, Lehrich & Sahyouni 2020）；在我國社交距離App的設計上，則是在固定時間（15分鐘）創造一個隨機ID（Hashed ID），不用連接雲端、不強行註冊，以去識別化方式來記載個人的手機數位足跡來達到足跡配對的效果（鍾張涵 2020b）。

　　先來討論「社交距離App」，理論上，這些App記錄的足跡都是由使用者個人意識選擇，且有被知情同意的情況下去記錄的，換句話說，這些社交距離App的使用，在符合《個人資料保護法》上是比較沒有疑慮的，問題是在民眾不知情的情況下，政府可以透過類似的技術，主動找出可能與確診個案同時出現在同地點的民眾，然後對他提出警告嗎？雖然《個人資料保護法》第16條[10]有但書讓政府可以在特殊的狀況下搜集、利用民眾的個資，在敦睦艦隊專案的處理上，有收到簡訊的民眾（也就是透過手機數位足跡比對之後找到有可能與確診個案接觸過的民眾）也沒有太大的反彈，但政府是否可以應防疫需求直接獲取民眾個人資料的議題還是很值得被討論，比如：如果這次默許了政府在未

10《個人資料保護法》第16條：公務機關對個人資料之利用，除第六條第一項所規定資料外，應於執行法定職務必要範圍內為之，並與蒐集之特定目的相符。但有下列情形之一者，得為特定目的外之利用：……二、為維護國家安全或增進公共利益所必要，三、為免除當事人之生命、身體、自由或財產上之危險，四、為防止他人權益之重大危害……。

獲得知情同意的狀況下，就能透過手機數位足跡資料回溯手機號碼發出警告簡訊，那麼下一次人民是否會又默默地渡讓或「被讓渡」更多的公民權給政府呢？（曾彥菁 2020）

（四）權利底線

在討論科技防疫中人民的權利底線時，我們先把民眾分為三類：須要接受檢疫、隔離的人，須要接受疫情調查的人，以及一般民眾。以筆者的觀點，需要接受檢疫、隔離的民眾應《傳染病防治法》的規定，有義務要確實執行檢疫、隔離的實行，在提供手機號碼及檢疫、隔離的地點之後，政府以數位科技的方式更有效地執行防疫措施是可行的，只是在檢疫、隔離期屆滿之後，政府必須停止一切監控；但以指揮中心公布的〈「COVID-19（武漢肺炎）」防疫新生活運動：實聯制措施指引〉，把刪除資料的時間規定在28天（疾病管制署 2020e）來看，就非常需要對民眾說明為何還需要有一段保存資料的時間，而非立即銷毀。

針對需要接受疫調的民眾來說，根據《傳染病防治法》他們也有義務確保疫調內容的正確性，每個人對於自己曾經在何時、出現在何地總是或多或少會有「回憶偏差」的狀況，透過手機數位足跡的方式可以更精準地獲得相關訊息，但政府必須更加努力地來保護個案資料外洩甚至遭受社會攻擊。以確診的酒店公關為例，一開始指揮中心並沒有公布他的職業，是因縣市衛生局至個案工作的場所進行相關的防疫工作才讓記者們「猜到」，隨後指揮中心又宣布酒店、舞廳停止營業，使記者們「確信」他們的懷疑。然而要怎麼預防社會上的其他人推敲出個案的資訊呢？筆者認為，疫情調查的內容僅需公布和防疫工作有關的部分即可，例

如本文一直討論的足跡的部分，就是為了讓大眾得知自己是否有可能接觸到個案而需要公布的資訊，其他像是確診個案何時發病、有什麼症狀、目前恢復的情況、接觸者的身體狀況，都是為了讓民眾了解疫情的發展可公布的訊息，而可識別出個人的資訊，例如從事什麼行職業、坐了哪一班飛機（政府可直接從旅客名單中找到接觸者私下聯絡）、他的接觸者具有什麼特質等，就都可以不用公開宣布，更不用去滿足記者的好奇心；至於如何對特殊的行業、地點執行防疫工作，筆者則認為宜透過整體或例行的方式進行，比如原本指揮中心在宣布要停止酒店、舞廳營業的時候，是以社會大眾擔心娛樂場所可能成為傳染疾病的集散地為理由，因此宣布先暫停這些場所的營業（疾病管制署 2020a），如果這樣的公告是發生在衛生局針對特定的店家進行防疫工作之前，也許就能避開標示出確診個案身分的事件。

最後就是一般民眾的部分。筆者認為人民渡讓個人資料的搜集、利用等權利給政府的底線在「知情同意」，也就是說，針對既不需要進行檢疫、隔離，也不需要配合疫情調查的一般民眾，政府並沒有權利規範他必須讓政府知道他的個人資訊。除非一般民眾認為自己有需要，根據自我的意願下載了類似社交距離App的軟體，並且在使用軟體之前，有知情同意的步驟確實了解使用後會被記錄足跡，以及如何記錄、如何使用這些足跡資訊，否則政府不應直接獲取民眾的手機數位足跡做任何的利用。雖然從防疫的角度來看，透過手機與基地臺訊號的三角定位方式，是既可以兼顧「去識別化」，又能「更精準地找到可能的接觸者，提出需要自主健康管理警告」的方式（如果電信公司的追蹤方式是利用找到的「訊號」對應出手機號碼傳出簡訊，而政府又無法從手

機號碼對應到個人的話），但實際上，公布個案的足跡地圖，或是藉由 App 讓民眾自行比對與個案同時地的足跡紀錄，也應該可以達到相同效果，而不需要用政府去侵犯民眾公民權的方式。

　　人類之所以可以不斷地進步，就是我們可以從歷史中習得教訓。傳染病大流行的防疫工作實為不易，在這一次的 COVID-19 大流行中，臺灣的防疫工作確實是做得很好，但是，如同 SARS 之後我們去檢討各種防疫措施一般，在未來的傳染病防治作業上，我們可以更加注意疫調資訊的搜集、處理、利用的方式，以將人民權益受損的狀況達到最小化。

表7-1、COVID-19科技防疫政策的分析結果

項目	檢驗內容
形成背景	為將COVID-19「阻絕境外」，須更有效地執行防疫檢疫工作
立法	《傳染病防治法》及《個人資料保護法》
行政	嚴重特殊傳染性肺炎中央流行疫情指揮中心（衛生福利部）
司法	釋字第690號解釋
有效性	科技防疫可更確實執行防疫檢疫的工作（疾病管制署 2020d）
符合比例	釋字第690號：暫時限制可能染病者的人身自由，可保護社區中其他人的健康（司法院 2011）
必要性	對一般民眾應無必要直接比對和確診個案同一時地的手機數位足跡
最小傷害	除了依法有提供完整疫調內容的義務者，政府不應危害民眾隱私，不經民眾同意直接獲取其個人資料
公共辯護與公共參與	疫情初期，指揮中心每天召開記者會，除更新防疫工作內容之外，也開放記者提問釋疑；另訂定《嚴重特殊傳染性肺炎防治及紓困振興特別條例》補償民眾因配合防疫項目而造成的損失
文化壓迫	當民眾默許政府在特殊狀況下直接傷害其權利後，未來可能會發生更多公民權被默默渡讓的事情（曾彥菁 2020）
暴力壓迫	對於一些特殊群體（如：留學生、外籍配偶、特殊行業者）的確診個案，可能會發生社會輿論壓迫的事件

※ 問題討論

1. 防疫政策還有許多可以討論的題目。例如在中央流行疫情指揮中心成立期間，指揮官基於防疫之必要，可徵調相關人員協助防治工作（《傳染病防治法》第53條）；2月23日指揮中心即以防疫需要人力為由，宣布有條件地限制醫事人員出國。關於這項政策，你認為國家有權力這樣做嗎？（可參考報導者的評論：〈【法律解析】以防疫之名限制醫療人員出國，國家有權力嗎？怎麼做才合宜？〉https://www.twreporter.org/a/covid-19-taiwan-restrict-doctor-go-abroad）

2. 中央流行疫情指揮中心成立期間，指揮官有徵調防疫物資的權力（《傳染病防治法》第54條）；我國於1月24日起停止口罩出口，1月31日起徵用一般醫用口罩與外科手術口罩，農曆春節期間，「口罩國家隊」更肩負起製造出足夠份量口罩的任務，大開生產線加班製造口罩，另一方面，政府以「口罩實名制」限制民眾購買口罩的數量。口罩政策有幾點可以討論：

    (1) 政府徵用口罩、成立「口罩國家隊」，有沒有勞動壓迫的問題呢？

    (2) 限制口罩出口，有侵犯人權的問題嗎？

    (3) 口罩實名制，又有什麼可以討論的倫理議題呢？

3. 為防止疫情擴散，政府可停止發給特定國家或地區的人入境許可（《傳染病防治法》第58條）；在這次防疫期間，我國政府自2月17日起對14天內曾入境或居住中港

　　澳的外籍人士暫緩入境，3月18日起更擴大至全球非我
國籍人士入境，隨後，考量臺灣疫情趨緩，逐漸開放外
籍人士來臺，但仍有「小明」的問題不斷在社會上被討
論（可參考思想坦克的文章：〈政府限制境外旅客與撤僑
的做法，其實合理也合憲〉https://www.thenewslens.com/
article/131775）。你認為有關限制外籍人士入境的防疫規
定，有什麼需要討論的地方嗎？

4. 為了避免疫情的擴散，中央流行疫情指揮中心在3月25日
建議停辦室內超過100人、室外超過500人的活動。對於
這項政策，在政治與倫理上又有什麼可以討論的地方呢？

※ 議題進階閱讀

1. 如果你想要知道中世紀地中海霸權——威尼斯共和國——
在瘟疫之下的狀況，可參考《威尼斯共和國：稱霸地中
海的海上商業帝國千年史》（Madden著，黃芳田、王約譯
2019）一書。

2. 如果你想要了解為執行傳染病防治，政府可規定或限制民
眾何種作為，可詳閱《傳染病防治法》。

3. 介紹類似「社交距離App」的運作方式與個人隱私方面的
討論，可參閱Yasaka et al.（2020）、Abeler et al.（2020）及
Vokinger et al.（2020）的文章：Peer-to-Peer Contact Tracing:
Development of a Privacy-Preserving Smartphone App、
COVID-19 Contact Tracing and Data Protection Can Go
Together、Digital Health and the COVID-19 Epidemic: An
Assessment Framework for Apps from an Epidemiological
and Legal Perspective。

4. 對於〈釋字第690號解釋〉的爭議，可以閱讀劉珞亦、洪
婉珩在「法律白話文運動」的文章：〈我是落跑醫師？
因SARS而引起的大法官解釋〉，https://plainlaw.me/2020/
02/24/sars/。

5. 如果還想知道對於電子監控制度的不同觀點，可以參考
李榮耕在《月旦醫師法報告》第42期裡的文章：〈居
家電子監控於防疫期間之運用及其法源疑義〉，DOI:
10.3966/241553062020040042007。

參考文獻

Abeler, J., Backer, M., Buermeyer, U. & Zillessen, H. 2020. COVID-19 Contact Tracing and Data Protection Can Go Together. *JMIR mHealth and uHealth, 8*(4), e19359. doi:10.2196/19359

Mackowiak, P. A. & Sehdev, P. S. 2002. The Origin of Quarantine. *Clinical Infectious Diseases, 35*(9), 1071-1072. doi:10.1086/344062

Madden, Thomas F. 著，黃芳田、王約譯。2019。《威尼斯共和國：稱霸地中海的海上商業帝國千年史》。臺北：馬可孛羅。

Nakazawa, E., Ino, H. & Akabayashi, A. 2020. Chronology of COVID-19 Cases on the Diamond Princess Cruise Ship and Ethical Considerations: A Report From Japan. *Disaster Medicine and Public Health Preparedness*, 1-8. doi:10.1017/dmp.2020.50

Tsou, H. H., Cheng, Y. C., Yuan, H. Y., Hsu, Y. T., Wu, H. Y., Lee, F. J., Kuo & S. C. 2020. The effect of preventing subclinical transmission on the containment of COVID-19: Mathematical modeling and experience in Taiwan. *Contemporary Clinical Trials*, 106101. doi:10.1016/j.cct.2020.106101

Vokinger, K. N., Nittas, V., Witt, C. M., Fabrikant, S. I. & von Wyl, V. 2020. Digital Health and the COVID-19 Epidemic: An Assessment Framework for Apps from an Epidemiological and Legal Perspective. *Swiss Medical Weekly, 150*, w20282. doi:10.4414/smw.2020.20282

Yasaka, T. M., Lehrich, B. M. & Sahyouni, R. 2020. Peer-to-Peer Contact Tracing: Development of a Privacy-Preserving Smartphone App. *JMIR mHealth and uHealth, 8*(4), e18936. doi:10.2196/18936

司法院。2011。釋字第690號。

立法院。2003。〈立法院議案關係文書院總第1156號〉。

立法院法律系統。2003。《嚴重急性呼吸道症候群防治及紓困暫行條例》

（中華民國92年6月5日修正）：異動條文及理由。

周淑玫、陳昶勳、周玉民、張佳琪。2008。〈因應流感大流行防治策略綜覽〉。《疫情報導》24卷12期，879-894。

疾病管制署。2020a。〈2020/4/9 14:00 中央流行疫情指揮中心嚴重特殊傳染性肺炎記者會〉取自 https://youtu.be/dXIk7G91WHU。

疾病管制署。2020b。〈因應武漢肺炎疫情，中央流行疫情指揮中心疫情等級提升至第二級，春節期間各項防疫工作不放鬆，共同維護國民健康〉新聞稿。取自 https://www.cdc.gov.tw/Bulletin/Detail/2dyV6r-YMcyNXO_uKdenXQ?typeid=9。

疾病管制署。2020c。〈我國藉由登機檢疫即時發現首例中國大陸武漢移入之嚴重特殊傳染性肺炎個案，指揮中心提升中國大陸武漢之旅遊疫情建議至第三級警告(Warning)〉新聞稿。取自 https://www.cdc.gov.tw/Bulletin/Detail/6oHuoqzW9e_onW0AaMEemg?typeid=9。

疾病管制署。2020d。〈建立健康安全防護網，持續優化科技智慧防疫〉新聞稿。取自 https://www.cdc.gov.tw/Bulletin/Detail/Mtrg60_RrPSBQP4kuO_snQ?typeid=9。

疾病管制署。2020e。〈兼顧個資保護與疫調需求，指揮中心公布「實聯制措施指引」〉新聞稿。取自 https://www.cdc.gov.tw/Bulletin/Detail/h4JHDHTxkceidB1NzV9EKA?typeid=9。

疾病管制署。2020f。〈疾管署自2020年1月15日起將「嚴重特殊傳染性肺炎」列為第五類法定傳染病〉新聞稿。取自 https://www.cdc.gov.tw/Bulletin/Detail/JG8nPK775lyXJOTHvb8aIg?typeid=9。

疾病管制署。2020g。〈疾管署宣布成立「嚴重特殊傳染性肺炎中央流行疫情指揮中心」，全面防範中國大陸新型冠狀病毒肺炎疫情，確保我國防疫安全〉新聞稿。取自 https://www.cdc.gov.tw/Bulletin/Detail/32NPG1QXFhAmaOLjDOpNmg?typeid=9。

疾病管制署。2020h。〈鑽石公主號郵輪旅客1月31日相關行程資訊及接

觸者皆已掌握〉新聞稿。 取自 https://www.cdc.gov.tw/Bulletin/Detail/
VclHwpm9NsV6XC3_UKSBiw?typeid=9。

張茗喧。2020。〈武漢肺炎防疫升級1/29起電子監控逾2千名居家隔離
者〉。《中央通訊社》。取自 https://www.cna.com.tw/news/firstnews/
202001280191.aspx。

陳建仁。2003。〈總統府公報：我國SARS防疫現況〉。

陳偉婷。2020。〈12/31關鍵一日 羅一鈞發現疫情苗頭引發超前部署〉。
《中央通訊社》。取自 https://www.cna.com.tw/news/firstnews/20200415
0342.aspx。

陳婕翎。2020。〈武漢肺炎防疫升級 29日起居家隔離者須隨身帶電子監
控〉。《聯合報》，取自 https://udn.com/news/story/120940/4309250。

曾彥菁。2020。〈武漢肺炎〉今天，讓政府搜集個資防疫；五年後，我
們將付出什麼代價？〉《未來城市》。取自 https://futurecity.cw.com.
tw/article/1371。

綜合報導。2020。〈【總疫報】24官兵確診足跡遍全台！ 指揮中心今
晚加發簡訊警示〉。《蘋果新聞網》。取自 https://tw.appledaily.com/
life/20200419/C76IA6BHV3ZRCPS7FWDEVWBYGA/。

衛生福利部。2020。〈就「政府以資訊國安為由採用電子監控系統並追
蹤手機，是否侵犯自由人權與侵害隱私？應如何確立合理明確的法
律界限？」（書面報告）〉。立法院第十屆第一會期司法及法制委員
會第14次全體委員會議。

鍾張涵。2020a。〈以色列稱讚、美國想合作 揭密台灣科技防疫國家
隊〉。《天下雜誌》。取自 https://www.cw.com.tw/article/5099449?tem
plate=transformers。

鍾張涵。2020b。〈防疫也兼顧隱私！一款App精準算出「我們與確診者
的距離」〉。《天下雜誌》。取自 https://www.cw.com.tw/article/50994
49?template=transformers。

思辨 8

用肺發電？用愛發電？臺灣空氣汙染的治理與困境

The Power of LOVE/LUNG? Air Pollution Governance and Its Predicaments in Taiwan

張紘綸

摘要

　　空氣汙染是當今公共衛生界乃至於整個臺灣最重要的環境與健康議題之一，然而令人驚訝的是，政府與民間晚近才開始關注這個議題。另外，近年電力業時常成為空氣汙染相關的新聞、政論節目的焦點，且無論中央或是地方政府都對電力業進行多項空氣汙染管制與改革。不過根據排放量資料卻顯示電力業的排放量遠少於交通工具的排放，那為何其受到如此多的關注呢？本章將以臺灣空氣汙染治理軌跡及制度為背景，輔以空氣汙染治理的制度及其與政治系統的互動，並以中央及地方針對電力業空氣汙染治理的紛爭作為例子，帶領讀者討論空氣汙染治理在臺灣所面臨的問題及困境。

一、導論

> 「根據行政院環保署空氣品質預報全國明日因為境外汙染移入關係，空氣品質均為極不良等級，衛福部呼籲年長者及兒童減少戶外活動，台電表示將配合政府降低火力發電廠發電量。下一則報導，〇〇大學公衛學院與臺灣健康空氣聯盟召開記者會呼籲政府對空氣汙染防制進行大刀闊斧改革。」

和這類似的新聞報導相信大部分的讀者都有印象，現在天天利用網路、手機、新聞關心空氣品質狀況已經是臺灣人的日常，而火力發電廠與空氣汙染間的關係似乎也是眾所週知。同時，從文首的報導中，我們也可以看到在空氣汙染的議題上，政府透過國家的力量介入並進行預報、防治、調節與管制等治理行為。並且政府的介入並不限於單一部門，而是橫跨衛生、環保和經濟部門等至少三個部門。這樣的新聞向我們展示了空氣汙染治理是目前臺灣政府公共衛生政策的重中之重，其中涉及的公共資源投入、政府管制值得身為公共衛生學習者的我們好好的深入討論。

另外，包含學術界在內的公民團體在空氣汙染治理的議題上有許多的參與並試圖對政府的治理作為產生影響力。公共衛生作為一門以發掘健康問題並提出解決方案為宗旨的學科，在與空氣汙染相關的公共衛生政策上，前輩們已然了解「完成研究並進行發表」不是研究的終點，讓研究成果成為公共衛生政策才是終點。但是，我們也從新聞報導中可以發現，公共衛生學術界做出的研究對於公共衛生政策大多沒有影響。這與研究者們並沒有深

入理解公共衛生政策產生的流程有關。

　　從民眾對於空氣汙染的關心、政府跨部門治理作為、學術界研究及公民參與的活躍，不難看出空氣汙染很重要、很嚴重，那在公衛政策的視野下，空氣汙染為何重要？電力業為何被某些政府部門視為首要「整治目標」？政府如何在「用肺發電」和「用愛發電」間找尋治理空氣汙染的出路？本章的將以空氣汙染治理為主題，為讀者介紹該議題在臺灣的現況與問題，並聚焦在政府各部門及層級的衝突、協調等互動，以期帶領讀者一窺政府中行政、立法、司法三部門及中央、地方兩層級在公共衛生政策的影響。

二、空氣汙染在臺灣

（一）空氣汙染治理在臺灣的軌跡

　　在目前政府的體制中，空氣汙染治理的發展與行政院環境保護署（環保署）、各縣市環境保護局及《空氣污染防制法》的發展歷史息息相關。其中，環保署及環保局的發展代表著行政部門對於空氣汙染治理的人力及資源的投入。從 1971 年 3 月成立的「行政院衛生署環境衛生處」，到 1982 年 1 月的「行政院衛生署環境保護局」，在這個階段的環境保護業務因著重於環境清潔（hygiene）而附屬於衛生單位之下。1987 年 8 月，「行政院環境保護署」正式成立，下設主管空氣汙染治理的空氣品質保護及噪音管制處，至此空氣汙染治理正式於中央政府由獨立單位負責。

　　《空氣污染防制法》的發展則代表著立法部門如何透過立法

賦予行政部門管制、獎勵、補助、輔導、處罰等可用於實際執行治理的手段。自1975年首次公布施行的21條條文到2018年的第九次全文修正後的100條條文，該法包含之內容、條文的擴張以及對於行政部門授權增加，可以觀察到空氣汙染治理範圍的擴張與政策工具的增加。

在民間，近年對於空氣汙染議題的關注集中於對細懸浮微粒（particulate matter，$PM_{2.5}$），[1]且並沒有如政府組織與法律有較長的發展軌跡。臺灣民間針對空氣汙染關注開始於較地域性的反公害運動，例如2010年的「反國光石化開發運動」。在彼時，空氣汙染物如$PM_{2.5}$對於人體健康危害的概念第一次藉由媒體（賴寧寧 2010）的報導進入公眾視野。民間對於空氣汙染的關注並沒有隨著反公害運動結束而消失。相反的，在2015年6月6日的「六〇六反空汙大遊行」（林佳禾、宋小海 2015），第一次集結並持續影響政策走向。最終，這股民間對於空氣汙染的治理的專注能量在2018年推動了立法院對《空氣污染防制法》進行大幅度的全文修正，將臺灣空氣汙染治理推向新的時代。

綜合空氣汙染治理在政府組織、法律及民間關注等三個面向的發展軌跡可以發現，在1982年至2012年間空氣汙染治理的主要推動角色是政府單位，而在2012年至2020年主要推動角色則變成了代議士和民間力量，這樣的轉變代表著空氣汙染治理作為臺灣公共衛生政策的一環與政治系統間的互動模式改變。

1　$PM_{2.5}$的定義為空氣動力學粒徑小於2.5 μm（微米，即百萬分之一公尺）的細懸浮微粒。

（二）「發電」與空氣汙染

　　讓我們回到本章一開頭的新聞報導，在空氣汙染預警出現後，獨占臺灣能源市場的台電公司也同時宣布將配合政府進行火力發電的限制。在《空氣污染防制法》及其子法中，能源業的火力發電機組作為大型固定汙染源受到諸多管制，不僅發電燃料的化學組成受到管制，發電機組須設有多種汙染改善裝置降低排放量，發電廢氣排放管道設有全天候即時監控裝置，在空氣汙染嚴重時政府甚至可以強制這些機組降低發電量或者停機。以上這些針對火力發電有諸多的管制似乎表示著火力發電因為對空氣汙染影響重大而成為治理重點。然而，以$PM_{2.5}$為例，在行政院環境保護署建立的空氣汙染排放總量資料庫清冊系統第九版（Taiwan Emission Data System 9.0，TEDS 9.0）中，在臺灣本地的空氣汙染由電力業貢獻的比例僅為3.66%，反之交通工具所造成的貢獻比例是22.44%，[2]較電力業高出許多（環境保護署2016）。

　　電力業有是如何成為鎂光燈的焦點呢？在臺灣，電力業依據《電業法》規定由公營事業的台灣電力公司獨占。臺電既是公營事業就須受民意機關監督，加上民眾對於空氣汙染的關注日益增加，台電便成為代議士「關心」空汙治理的頭號目標。雖然，能源業作為大型固定汙染源，其本就需要進行相關空氣汙染改善以降低對於空氣品質的影響，但因為火力電廠對空氣汙染的貢獻占比的關係，這些改善對該區域乃至於全臺灣的空氣汙染並沒有太大的貢獻。

2　交通工具定義包含：以汽油、柴油為燃料的四輪（含）以上車輛及機車，並未包含船隻、火車及航空器。

三、空氣汙染與政治系統

（一）政策制定與政治系統的互動

　　從環境衛生及職業衛生的研究中我們可以了解到空氣汙染對於個體健康的影響範圍包含對呼吸道系統、心血管系統的急性症狀、過敏（Saxon et al. 2005）、氣喘（Guarnieri et al. 2014），以及慢性疾病如心臟疾病（Brook et al. 2010）、癌症（Yang et al. 1999；Liu et al. 2008；Hung et al. 2012）及對中樞神經系統的身心症狀（Babadjouni et al. 2017；Lim et al. 2012）。從世界衛生組織、世界各國學者、國際非營利組織到臺灣國內的醫師、公衛學者無不大聲疾呼空氣汙染對於國民健康的嚴重影響。但是時至今日，我們仍需要對該不該治理、如何治理空氣汙染進行討論，這是為什麼呢？

　　在進入臺灣空氣汙染治理的討論前，我們必須先瞭解公共衛生政策在產生的過程。首先，公共衛生政策的執行需要作為輸入的資源與權力，資源包含投入的人力（公務員）、公帑（預算）。權力則包含人民經由政治契約給予政府的治權（施予行政處罰、強制措施）。但現代國家的政府承擔眾多職責，且資源的總量存在限制並具有排他性，所以需要決定資源如何使用的機制。在民主國家中，這個機制由代議士組成的政治系統負責，以臺灣為例便是中央層級的立法院與地方層級的議會。現代國家所擁有的資源若沒有政治系統來對使用進行排序、選擇、分配和調節，政府所承擔的職責便無法履行。基於這樣的原因，公共衛生政策作為政府職能的一部分，其所需要的動用的資源與權力一樣需要經過政治系統的核可。為此，負責擬定、執行公共衛生政策

的行政部門在尋求核可的同時便需要提供合理「理由」來說服立法部門同意動用，並且需要與其他的政策進行資源的競爭。這樣的流程所產生的結果對於共享增進健康福祉這一核心價值的公共衛生界來說，結果常常是難以接受的。以臺灣中央政府2020年的總預算為例，總支出約在新臺幣2兆1022億元，其中與空氣汙染直接相關的環保政策支出更只占1.1%（主計總處 2019）。這顯示了即便空氣汙染是民眾極為關注的議題，其所分配的資源沒有因此而增加。

（二）基於憲政體制的空汙治理：中央與地方的分權與合作

　　現代民主憲政國家為正常運轉，會將行政部門切分成不同層級的政府，並以憲法條文規定各級政府的職能，使不同事務得以分層執行、負責，而立法部門則與行政部門的分級一致以利監督施政。臺灣雖治理疆域幅員不大但仍有政府分層以滿足各地依循民情施政的需求。在現行制度下，中央與地方政府（直轄市、縣、市）分權的授權依據來自於《憲法》第107條、110條、111條及第118條及《憲法增修條文》第9條，立法院據此訂定了《地方制度法》。而空氣汙染治理因分類為環境保護業務而成為地方政府的自治事項。[3]然而，空氣汙染治理列為地方的自治事項並不代表中央政府對此毫無置喙餘地。相反的，中央與地方的垂直分權，使得地方政府不可被動依賴中央政府處理空氣汙染事務，而必須主動針對轄內的空氣汙染投注資源，並與中央政府合作解決跨行政區域的空氣汙染治理事務。垂直分權與合作也對中央政

3　詳參《地方制度法》第18及19條。

府造成影響，因每個地方政府的空氣汙染治理存在差異，這讓中央政府在推行跨行政區治理措施時必須時刻關注地方政府的意見並爭取支持才得以順利推行。總的來說，在民主憲政體制下空氣汙染治理的垂直分權導致中央與地方各自對於空氣汙染治理擁有獨立權限，這讓兩方政府都不能對空氣汙染治理採取被動態度。同時，垂直分權也讓兩方為了完成治理作為必須與對方進行溝通、協商與合作，使空氣汙染治理政策不至於分崩離析或窒礙難行。

　　有趣的是，當行政部門面對垂直分權的困擾時，立法部門分屬中央及地方的立法院及縣市議會，時常成為兩方行政部門進行磋商及達成妥協的場所，這個部分留待第四節再行討論。

（三）空氣汙染的法律及政策體系演進

　　從第二節中我們可瞭解到臺灣的空氣汙染治理體系的骨幹是由立法院所制定的《空氣污染防制法》。這部撐起整個空氣汙染治理的法律在1975年首次制定時僅有21條條文，內容多為綱要性的規範，在當時的主管機關行政院衛生署函送立法院的立法總說明中也僅提到是因「工業加速發展」而有了需要法律授權來管理工廠廢氣排放的需要而提送該法案（立法院 1975），並且除了需要法律明文授權的處罰外，該法沒有針對任何空氣汙染防制、控制、治理的方法與標準進行任何細節或操作性的規範，並授權由主管機關進行制定與調整。這樣的立法方式在臺灣的環境保護、醫藥衛生及勞動安全衛生等公共衛生政策的領域十分常見，由於這些政策領域所涉及的的治理時常是細節繁雜且變動頻繁所致。但這樣的立法方式也對整個治理體系產生了嚴重的影響，因

為法律時常沒有講明白「誰被管、什麼被管、怎麼被管、如何被管」等細節，而接受法律授權的主管機關除施行細則與法規命令外，更常以不完全向外界公開的行政規則與函釋來補足這些細節。更甚者，有許多的規範與治理措施的更新是這些只需行政部門便可獨斷進行。這樣的結構大大降低了整個治理體制的透明程度，並且嚴重減少與阻礙公民團體與專業人士在政策與治理措施成形前發表意見並干預走向的機會。

雖然，隨著空氣汙染逐漸被專業人士關注，在1982年、1992年、1999年及2002年等幾次的全文修正中，《空氣污染防制法》逐漸將原本綱要性的立法方式轉變成明文規定重要的防制、控制、治理原則，並略為敘述細節規範的走向。在公眾與公民團體增加對於空氣汙染的關注並要求治理制度公開透明之下，2018年的《空氣污染防制法》全文修正已大致放棄早期的綱要性規範的方式，改採細節的規定防制、控制、治理原則與方向，僅就技術與操作性的事物才以授權主管機關的方式處理，並且增加整個治理制度的透明度。

四、空氣汙染治理的問題與挑戰

在第二節我們討論了臺灣空氣汙染治理軌跡、「發電」與空汙、政策制定與政治系統的互動和垂直分權。在本節中將以實際於2010年代發生於臺灣的空氣汙染治理政策事件，帶領讀者思考在空氣汙染治理中不同利益相關者之間的衝突、討論、爭執與妥協，與政府作為治理主體所面臨的挑戰。

（一）兩個政府打架：針對火力發電的《臺中市管制生煤自治條例》

　　中部地區秋冬空氣品質不佳，外界將矛頭對準燃煤的台中火力發電廠，台中市政府陸續引用自治條例連續重罰台電，去年底更撤銷2部機組燃煤許可證。為解決中火爭議，行政院昨天宣告台中市管制生煤自治條例無效引起各界關注，讓中火議題再度浮上檯面。（張雅淨 2020）

　　2015年臺中市議會通過了由市政府提出的《臺中市公私場所管制生煤及禁用石油焦自治條例》，[4]該條例嚴格限制生煤的使用，雖然條文中沒有明確指明特定管制對象，但臺中火力發電廠作為臺中市境內少數會使用生煤的固定汙染源，該條例針對火力發電廠進行管制的目的昭然若揭。然而，中央政府的環保署並未在該條例通過時對臺中市議會及政府的作為作出評論。2018年《空氣污染管制法》全文修正後，內容新增多項針對火力發電廠等固定汙染源進行管制的條文。2020年在臺中市政府依據自治條例多次開罰臺中火力發電廠後，環保署認為臺中市的自治條例牴觸《空氣污染防制法》的規定，踰越了中央與地方權力分立的界線，行政院依《地方制度法》[5]規定宣告自治條例無效（行政院 2020）。

　　從第二節對於空氣汙染治理的垂直分權的討論中，我們了解中央與地方在空氣汙染治理是既合作又競爭的關係，同時中央政

4　該自治條例全名為《臺中市公私場所管制生煤及禁用石油焦自治條例》。
5　詳參《地方制度法》第30條。

府應對地方政府在轄內的治理作為表示尊重。但從前面的例子我們可以看到，在臺中市制定專屬於地方的自治條例時，中央所管轄的《空氣污染防治法》對相同的事項並沒有明文規定，但中央政府並未完成法制流程使臺中市的自治條例完成備查程序，這使得該自治條例在制定到被函告無效前均處於一個「介於有效和無效」的狀態。然而在五年後法律進行修正，中央政府以抵觸新修正的《空氣污染防治法》宣告地方政府的自治條例無效。這不是在利用法律變革的機會侵犯地方政府依據分權所獲得的權力嗎？然而，地方在法律修正後應本於職權執行法律，但臺中市政府卻未針對可能與上位法規有衝突的自治條例進行審視及修正，並且在有新法律規定的狀況下，依舊依據該自治條例多次處罰臺中火力發電廠，這樣不是在輕視憲政體制下中央政府制定全國性規範的權力嗎？

　　在了解不同層級行政部門的衝突後，我們把目光轉向在檯面上衝突中看似沒有角色的立法部門。無論中央或地方，立法部門們在這個事件中其實扮演著檯面下的折衝樽俎角色，兩個發生衝突的行政部門以立法部門作為「仲介」進行政治協商並嘗試解決衝突。在臺中市制定自治條例之時，中央政府環保署對於《空氣污染防制法》的修法作業已經進入尾聲，在臺中市議會所舉辦的公聽會中，環保署代表亦表達該自治條例可能與環保署草擬中的《空氣污染防制法》修正草案存在牴觸的疑慮。另外在2016年自治條例通過後，立法院衛生環境及社會福利委員會多場針對空氣汙染所進行的專題報告中，代表臺中市的立法委員便針對自治條例遲遲未被中央政府同意一事多次質詢環保署代表，環保署的回答均語帶保留（楊綿傑 2016），而營運臺中火力發電廠的台電公

司及其上級機關經濟部也多次遭到立法委員質詢為何不遵守臺中
市自治條例。除了正式會議外，臺中市政府為了使中央能儘快同
意自治條例，在中央政府所在地的臺北市設立北部辦公室，由市
長直接派任臺中市政府人員常駐。該辦公室以盡快解決自治條例
未獲中央政府備查為目標，積極接觸與臺中有關係[6]的立法委員
中介與環保署、經濟部、台電公司進行多次閉門協商、公開座談
會、記者會與公聽會，但並未成功。中央政府直至2017年立法院
開始討論修正《空氣污染防制法》時均未同意備查臺中市的自治
條例。在立法院衛生環境及社會福利委員會討論的《空氣污染防
制法》修正過程中，多位立法委員均提案在該法中加入針對生煤
等燃料的使用及如發電廠等大型固定汙染源的操作許可設下更多
的行政審查流程及限制，並將審查的權限交給地方政府。這些條
文在審查時雖無臺中市政府代表在場，但環保署、經濟部與台電
公司並未表示反對，最後也被朝野多數共識所接受納入了最後三
讀通過的版本。最後，於2020年行政院亦是以抵觸該等新修正條
文為由宣告臺中市自治條例無效。

　　從臺中市政府與中央政府在地方議會與立法院的多次不同場
合的針對自治條例的互動我們可以發現，當地方政府與中央政府
間對於垂直分權的政策有衝突時，立法部門確實扮演緩和衝突及
仲介協商的角色。同時，我們也可發現透過憲法賦予立法部門的
職權，行政部門與代表臺中市的代議士能有更多的機會接觸、磋
商，但最終結果必定是妥協下的產物。以臺中市自治條例來說，
最終臺中市並未成功使其自治條例為中央所接受，但在新修定的

6　臺中市政府北部辦公室接觸的立法委員與臺中的關係多元，從代表臺中選區的委員
　到在臺中出生、曾在臺中居住、就學、工作的委員均有接觸。

表8-1、臺中火力發電的分析結果

項目	檢驗內容
政策目的	透過快速降低生煤使用改善空氣汙染情況
形成背景	市民及民間團體訴求空氣品質須改善，並將該市使用生煤的火力發電廠作為管制標的
立法	《空氣污染防制法》、《地方制度法》、《臺中市公私場所管制生煤及禁用石油焦自治條例》
行政	行政院環境保護署、臺中市政府、臺中市議會
司法	釋字第527號
有效性	減少使用生煤及石油焦及從源頭降低汙染源排放
符合比例原則	可能減損使用煤及石油焦之公司行號的營業自由。
必要性	根據證據顯示固定汙染源所排放之空氣汙染物站總體比例並不高，對其作出限制不應是治理空氣汙染之最後手段
公共參與	正式的溝通機制僅允許政府部門與有法人登記的公民團體參與

法規中也透過條文的文字將自治條例管制內容納入，並再次授權地方政府執行。

五、結論

　　從空氣汙染治理的發展軌跡我們可發現，這個議題在臺灣的公共衛生政策中是較晚近才發展出來的議題。同時，我們也可以

由排放數據與公眾關注的落差觀察到代議士是如何在空氣汙染治理的政策及法律辯論中將重點轉向汙染貢獻不大的電力業。這樣的焦點轉移間接導致了臺中市與中央政府間的治理爭議事件，暴露了現有的空氣汙染治理的法律與政策體系的不周全，但同時讓原本由政治系統所把持的政策擬定過程撕扯出空隙並使公民團體與專業人士有機會利用立法部門居中協調的各類場合影響政策與法律的走向。經過一連串的觀察與分析後，我們可以發現臺灣的空氣汙染治理直至今日仍未有穩定的法律及政策體系，並且除政府各部門外的公民團體、專業人士參與其中的管道曖昧不清，這所有的問題仍待未來逐漸解決，以期望使空氣汙染治理能同時滿足政府、民眾及專業人士的需求與期待。

※ 問題討論

學術界 vs. 市井民眾：二行程機車強制汰換

《空氣污染防制法》修正案三讀通過，二行程機車將走入歷史，但偏鄉弱勢居民沒錢可添購電動機車，政府強制二行程機車退場，讓偏鄉民眾怨聲四起。雲林縣北港鎮蔡姓農民表示，已騎了 10 年二行程機車，主要用來載運農作物，可說是最重要的謀生工具，平常很用心保養，政府說禁就禁，好好的機車拿去報廢，『根本是浪費，無法接受！』（張朝欣等 2018）

針對二行程機車換成四行程機車，詹長權表示，也只要重汙染變成中汙染，還是汙染。是以五十步笑百步的繼續汙染政策，不是汙染放制政策。只有禁用汽油車、強制零排放機車才是一項值得宣揚的移動汙染源管制政策。（風傳媒 2017）

1. 您認為在本案例中，中央與地方政府的角色是什麼？他們會如何行動？
2. 您認為本案例中，不同層級的立法部門可能如何接納並協調學術界與市井民眾的衝突？最終的妥協方案會是什麼呢？

※ 議題進階閱讀

1. Birkland, T. A. 2019. *An Introduction to the Policy Process: Theories, Concepts, and Models of Public Policy Making.* Routledge. Chapters 1-5
本書延伸本章關於公共衛生政策與政策系統的互動一節，更清楚的討論公共政策制定與政治系統間的互動，並且簡介公共政策制定中正式角色與非正式角色間如何互動並影響一個政策從無到有的過程。

2. Pielke Jr., R. A. 2007. *The Honest Broker: Making Sense of Science in Policy and Politics.* Cambridge University Press. Chapters 3-6
該書仔細描述科學界、科學家與科學研究與政治之間的互動，並嘗試探索科學研究在轉變為政策的過程中產生的問題。

3. 李麗莉，2020，〈空汙防制因地制宜權責範圍之探討〉。立法院法制局議題研析，https://www.ly.gov.tw/Pages/ashx/File.ashx?FilePath=~/File/Attach/194877/File_263344.pdf

4. 陳耀東，2020，〈淺談中火燃煤許可證案之若干法律爭議〉。立法院法制局議題研析，https://www.ly.gov.tw/Pages/ashx/File.ashx?FilePath=~/File/Attach/193965/File_258389.pdf
以上兩篇由中央政府立法部門幕僚機構所撰寫的報告，揭露由中央立法部門的角度是如何看待本章中所提之事件。

5. 楊芳苓，2018，〈空氣污染防制法修正草案評估報告〉。立法院法制局法案評估報告，https://www.ly.gov.tw/Pages/ashx/File.ashx?FilePath=~/File/Attach/195388/File_264007.pdf
該篇報告為中央政府立法部門幕僚機構所撰寫，該報告以立法部門角度討論空氣汙染治理法制化的操作性及技術性問題及其可能解方。

參考文獻

Saxon, A. & Diaz-Sanchez, D. 2005. Air Pollution and Allergy: You Are What You Breathe. *Nature Immunology*, 6(3), 223-226.

Guarnieri, M., & Balmes, J. R. 2014. Outdoor Air Pollution and Asthma. *Lancet*, 383(9928), 1581-1592.

Brook, R. D., Rajagopalan, S., Pope III, C. A., Brook, J. R., Bhatnagar, A., Diez-Roux, A. V., & Peters, A. 2010. Particulate Matter Air Pollution and Cardiovascular Disease: An Update to the Scientific Statement from the American Heart Association. *Circulation*, 121(21), 2331-2378.

Yang, C. Y., Cheng, M. F., Chiu, J. F. & Tsai, S. S. 1999. Female Lung Cancer and Petrochemical Air Pollution in Taiwan. *Archives of Environmental Health: An International Journal*, 54(3), 180-185.

Liu, C. C., Chen, C. C., Wu, T. N. & Yang, C. Y. 2008. Association of Brain Cancer with Residential Exposure to Petrochemical Air Pollution in Taiwan. *Journal of Toxicology and Environmental Health*, Part A, 71(5), 310-314.

Hung, L. J., Tsai, S. S., Chen, P. S., Yang, Y. H., Liou, S. H., Wu, T. N. & Yang, C. Y. 2012. Traffic Air Pollution and Risk of Death from Breast Cancer in Taiwan: Fine Particulate Matter ($PM_{2.5}$) as a proxy marker. *Aerosol and Air Quality Research*, 12(2), 275-282.

Babadjouni, R. M., Hodis, D. M., Radwanski, R., Durazo, R., Patel, A., Liu, Q. & Mack, W. J. 2017. Clinical Effects of Air Pollution on The Central Nervous System; A Review. *Journal of Clinical Neuroscience*, 43, 16-24.

Lim, Y. H., Kim, H., Kim, J. H., Bae, S., Park, H. Y. & Hong, Y. C. 2012. Air Pollution and Symptoms of Depression in Elderly Adults. *Environmental Health Perspectives*, 120(7), 1023-1028.

立法院。1975。《立法院公報》，64卷27期，31-42。

主計總處。2019。〈109年度中央政府總預算案〉。

行政院。2020。〈政院：「臺中市公私場所管制生煤及禁用石油焦自治條例」牴觸空汙法等規定該自治條例部分條文無效〉。行政院新聞稿，https://www.ey.gov.tw/Page/9277F759E41 CCD91/adece4c0-4ef7-4298-8dcc-。

林佳禾、宋小海。2015。〈全台串連反空汙 成效待觀察〉。苦勞網，http://www.coolloud.org.tw/node/82684。

風傳媒。2017。〈政府擬同意六輕生煤執照展延，詹長權批：沒有禁煤，換湯不換藥〉。《風傳媒》，https://www.storm.mg/article/249779。

張雅淨，2020，〈環保署：空汙減量應依法行政 減煤非唯一手段〉。《中央通訊社》，https://www.cna.com.tw/news/ahel/202003140234.aspx。

張朝欣、張伊珊、潘建志、呂妍庭、謝佳潾，2018，〈二行程說禁就禁 民怨嘆浪費〉。《中國時報》，https://www.chinatimes.com/newspapers/20180628000627-260118?chdtv。

楊綿傑，2016，〈台中管制生煤石油焦 李應元：內容改正後會支持核備〉。《自由時報》，https://news.ltn.com.tw/news/po litics/breakingnews/1881634。

賴寧寧，2010，〈一座八輕2天將奪走1條人命〉。《商業周刊》第1179期，http://archive.businessweekly.com.tw/Article?StrId= 40504。

環境保護署。2016。〈行政院環境保護署建立的空氣汙染排放總量資料庫清冊系統第九版〉。

思辨9

全民健保的「全民」是誰?兼論納保是人權嗎?

On the Boundary of "National" in the National Health Insurance

葉明叡

摘要

　　全民健康保險是臺灣主要的公共健康體系,自1995年實施至今,健保經歷過許多危機的挑戰,至今已成為穩定且為人們普遍接受的制度安排。然而,健保的納保邊界問題始終存在爭論。公共健康體系由於其強制性與高度互助性,其邊界劃定與政治正當性緊密相關。本文釐清邊界問題的核心,探討健保納保爭議,並延伸探討究竟納保是否等同於健康人權。不論是支持擴張納保或是較保守的納保立場,皆會面對到各自的挑戰。

一、健保政策的現況與脈絡

全民健康保險是臺灣主要公共衛生政策之一，透過所有人在醫療需要財務風險上的制度化互助機制，提供所有人公平、效率、可負擔、有品質的醫療服務，確保「就醫可近性」（accessibility）。

全民健保在非常特殊的民主化期間完成立法（Wong 2004），自1995年實施開始，整合舊有軍公教、勞工等社會保險的醫療部分，並擴大納入原無任何社會保障的人口，成為臺灣健康照護體系的主要結構。全民健保為單一保險人制度（single-payer），保險人為行政機關衛生福利部中央健康保險署。健保署與全臺大約93%的診所以及全部的醫院建立特約，這些公、私部門醫療服務提供者須提供民眾健保醫療服務。而所有民眾，包括臺灣公民以及在臺合法居留一定天數的外國人士，也都須強制加入健保，每月繳交健保費，[1]當有醫療需要時，可前往健保特約機構就診。

臺灣健康照護體系中，治療型（curative）健康服務除了健保以外，仍存在有純屬私部門的自費醫療市場；在預防型（preventive）健康服務方面，也有另以公務預算支應的傳染病防治、預防保健、癌症篩檢等服務，主要由衛福部國民健康署、疾病管制署和縣市政府衛生局負責，但預防型公衛業務占全國醫療保健

1　自2021年一月調整後至今，健保費費率為5.17%，一般上班族以月薪資對應投保級距，乘以5.17%，再乘以受雇者負擔比例30%，為每月應繳交金額，其餘保費60%由雇主支付、10%由政府以公務預算支付。薪資以外收入，另須扣繳補充保費，費率為2.11%。這種以收入為基準的健保費，稱為量能負擔原則，依照被保險人的財務能力（如薪資高低）來決定收取額度高低，訂定的費率（5.17%、2.11%）則稱為社區費率（community rate）；與之相對的，則是以個人健康風險高低為基礎來計算保費和費率高低，健康風險越高者（如年紀較大、患有慢性病、家族遺傳疾病等）保費越高，稱為精算費率（actuarial rate），常見於私人醫療保險。有關更多健保制度細節，請參考政府每年都會發布的《全民健康保險年報》（中央健康保險署2018）。

支出比例極低，歷年約在3%至5%之間，主要的錢都是用在相對昂貴且需求極大的治療型健康服務。

或許可以如此斷言：以健保制度為核心建立的就醫模式，已經成為臺灣人的普遍習慣，較為年輕的世代多視之為理所當然，經歷過沒有健保時期的世代，如今應該也對健保相當熟悉。經營二十多年來，就醫可近性大幅提升，因為貧窮而無法獲得醫療服務，或因生病而陷入貧窮的處境，相比過往已大幅減少，全民健保確實達成了「普及健康服務」（universal health coverage）的理想（WHO 2015）。

當然，健保自實施以來，經歷過許多危機，特別是財務收支時常難以維持平衡所致的「破產危機」。健保實施三年後，即首度出現入不敷出的現象（Lu & Chiang 2011）。當時財務和支付制度設計所導致的「道德風險」（moral hazard），[2]使得病人和醫療服務提供者都沒有誘因節制資源的使用，後經許多制度改革、費率調漲，健保基金多年以來，財務狀況仍是不斷擺盪，調漲保費每每成為政治爭議的焦點。

但財務狀況的變化，其實不是健保體系的真正危機，作為單一保險人、負有高度社會使命的全民健保，收支本來就會隨著人口結構老化、經濟轉型、新藥新科技納入等諸多因素影響，在巨觀層面而言，本來就是政治議題，需要政治解決，而在技術層面

---

2 「道德風險」為經濟學與保險學術語，為規範上中性的描述，指的是服務提供者與被保險人的行為，因為第三方保險人的介入而改變。例如，原本你看病的正常需要是看N次病，但有健保之後，你不只去了N次，還因為健保太便宜或是部分負擔對你來說很低，讓你想看就看，一直看，尋求第二、第三意見等，因此實際上你去看病N+x次；同樣，服務提供者，也可能會因為病人現在（透過健保而）付得起醫藥費了，而增加服務提供的量，這兩者是典型因為醫療保險而造成的行為改變。道德風險是政策設計時可以提前考量的因素。

上，這些財務擺盪其實都可精算得出來，稱不上是什麼意料之外的危機，都是在合理預估範圍之內。健保真正懸而未決的難題，主要是在其「政治正當性」（political legitimacy）層面。

　　一個公共制度的政治正當性，在民主國家，當然不可少的是法律授權依據，如健保制度主要是以《全民健康保險法》（下稱《健保法》）及相關子法為依據，甚至在《憲法》之中，也有特別條文要求政府應推行公醫制度（本文第157條）以及全民健保（《增修條文》第10條），大法官歷來對憲法的解釋，也大致都是認可現行健保制度設計。[3]但光有法律並不足夠，法律的授權，至少在理論上，依據的是民意的授權，人民才是主權真正的擁有者，僅有法律授權而無法獲得多數民意、社會共識支持的制度，就算沒有被修法廢除，行政上也很可能是窒礙難行，徒有條文存在而無實際政策效果。

　　全民健保的政治正當性難題，來自於其對於「全民」的範圍界定，以及衍伸出與「健康人權」保障相關聯的爭議。

二、公共健康體系的「邊界問題」

　　為什麼當某些人濫用健保、或只是單單被納入健保，就會引起社會大眾的格外憤怒？甚至，不知道從何時開始，全民健保的使用權好像變成了辨別是否為臺灣人的特徵，每當有人對臺灣的存在提出根本質疑時，除了不愛臺灣、不愛國的譴責，也會被說「不爽不然你不要用健保啊！」這些現象，可稱為全民健保的

3　健保相關主要大法官解釋請參考釋字第472、473、474、524、533、550、676、753號解釋。有關釋字第472號及社會保險於憲法中地位，可進一步參看孫迺翊（2006）。

「邊界問題」（Yeh & Chen 2020）。這個問題，與前述健保政策的政治正當性息息相關。

不限於臺灣健保，世界各國的「公共資助健康體系」（publicly funded health systems，簡稱公共健康體系），[4] 該如何決定哪些人應該加入，哪些人不應加入呢？這個「邊界問題」是所有健康體系和福利體系都必然面對到的政治決定，而且沒有無限期拖延下去而不做決定的選項，因為健康體系一旦上路，每日都在實施，若決策者不做任何「改變」的決定，實際效果是做了「決定不改變」的決定，等於繼續實施現在的規定。所以「邊界」沒有還沒討論好所以無法實施的情形，只有現在邊界是不是合理、正當的問題。

邊界問題化為具體的政策而言，就是全民健保的「納保政策」，包括了保險對象的定義，以及停保、復保等一系列規定誰應該被納入健保這個互助體系的政策決定。[5]

健康體系的邊界問題沒有處理好，意味著原本意在透過制度化互助機制來確保就醫可近性的理想，受到一定程度的扭曲，人們會發現到自己和某些「不應該、不值得、沒有資格一起互助的人」被一起劃在邊界之中了，學理概念而言，就是人們被迫與自

4　泛指所有以公權力背書強制財務徵收為財務來源的健康體系，如英國以稅收支持的「國民健康服務」（National Health Service），被視為公醫制度的典型，以及德國、日本、韓國、加拿大、臺灣等國家實施的社會健康保險（social health insurance），因為社會保險費也是強制徵收財源，更遑論在健保費中，也常見到有政府以稅收來補貼者。即使自由市場模式如美國，其「老人醫療保險」（Medicare）、「低收入者醫療保險」（Medicaid）以及退伍軍人事務部所屬醫療體系（Veterans Affairs health care system），亦皆有相當鉅額之政府資助，可視為部分公共資助健康體系。

5　有關健保停保、復保政策的詳細爭議脈絡，請參考滕西華、孫友聯、黃淑英（2020），以及2022年12月23日憲法法庭憲判字第19號判決）。

已沒有共同「社會團結」（social solidarity）[6]的「他者」一起參與互助體系。這種「被互助」的情境，可能會使人們認為國家的強制力失去正當性，自己的權利或利益遭到國家不正當的侵害，自己的財產遭到儘管合法但缺乏正當性的徵用，去支付那些沒有資格者的醫療費用。邊界問題因此是可能動搖健康體系正當性，甚至是國家治理正當性的根本議題。

三、「全民」是誰？

全民健保的「全民」到底包含哪些人呢？先從法源《健保法》來看，第8條規定，只要是臺灣國民，即為健保的當然保險對象。這種公民同胞之間的醫療互助，是多數公共健康體系和福利體系的基本前提，不會有太多質疑。[7]發生爭議的納入對象，通常為某些在物理上或概念上為「邊際群體」的人們，諸如外國工作者、外國學生、僑居海外的國人、因商務或學業需要而時常入出境國者、難民、經濟移民、婚姻移民等。在臺灣的狀況中，還有因為與中國特殊政治情勢而制定的《臺灣地區與大陸地區人民關係條例》與《香港澳門關係條例》轄下的中華人民共和國公民，[8]以及一種最為特殊的，也就是迎合中國政治立場、從根本否

---

6 「社會團結」或譯為「社會連帶」，普遍被視為社會保險與更廣泛而言福利體系的社會與倫理基礎，簡言之，一群人之間在某些生活層面上認為有某種共同風險，而採取某些集體合作行動來共同應對，此種合作行動的最正式形態（最正式不見得意味最好或在規範上最上位，這裡只是對其形式上的描述），就是通過立法而制度化的社會福利政策了（Prainsack & Buyx 2017）。

7 已開發國家的主要例外為美國，但即使如此，以2019年為例，醫療費用支出就占了美國聯邦政府年度總支出約25%，尚未計入州政府以下公部門支出（CBO 2020）。

8 例如，中國學生（或稱為「陸生」），請參見孫迺翊（2013）。

定臺灣主權政治正當性、但實質上卻仍是臺灣公民的人。

　　當我們認為某群人不應該獲得健保納保資格時，可能是基於多種不同的理由。首先，最常見的理由是，這群人又對臺灣社會沒有貢獻。但什麼叫做對社會有貢獻呢？這之中最常見的判斷方法，是有沒有繳稅金給臺灣，外國人沒有繳稅，長年旅居海外的臺灣人也沒有繳稅，既然健保部分財源是稅收，沒有貢獻稅金，當然沒資格用健保。然而，外國人若是在臺灣有合法工作，其實仍是有繳稅的，反之，很多臺灣人，如學生、收入一定水準以下者、無工作者，其實也沒有繳稅。更何況，對社會有無貢獻，也不只能以稅金來判斷，別種形式的社會合作，如日常生活中的消費行為，促進穩定安全的社會環境使資本家可以好好賺錢、上班族好好工作，與外國人異文化之間的交流等等，都是由許多沒繳稅的人集體貢獻而來。當然，這種貢獻有一個前提條件，就是這些人要實質待在臺灣生活才有可能，若以這些來判斷，長年旅居海外的國人，雖然他可能具有公民身分，但對臺灣社會的實質參與度已經十分微小，健保所設計的復保等待期，或許可以此為依據。

　　第二類理由，是基於對臺灣的友誼和敵意程度。這點可能才是某些個案之所以會激起巨大社會憤怒的主要原因。某些知名藝人為了謀求其個人在中國的商業與政治利益，公開表達對臺灣存在價值的根本否定，這些人仍擁有臺灣公民身分，依照現行制度，他們理所當然是健保的納入對象。相對的，有些外國人，如神父雷震華（溫嘉楷 2018）、修女葛玉霞（李慧宜、孟昭權 2015），他們不僅對臺灣社會有巨大實質貢獻，也對臺灣相當友善，他們納入健保之中，應該不會有人提出什麼質疑。每個人的

政治、宗教信念和個人偏好，可能使其對臺灣有不同的態度和評斷，而由於對言論自由的保障，民主國家幾乎不可能採取法律行動，或是在制度設計上依照公民的發言立場而有差別對待。

確實，公共健康體系納入制度，若要依照對該國家友誼和敵意程度來決定，幾乎是不可能的做法，將有過多主觀判斷的成分。民主國家唯一比較可行者，頂多是依照個人對國家的忠誠度（loyalty）來進行判斷。忠誠度審查，或許會讓許多人聯想起威權時代的身家調查、「黨性」審查，但實際上許多民主國家仍存在有叛國罪（treason）。[9]雖然嚴格定義，例如限定於個人已經採取與敵人共謀、攻擊國家的戰爭行為，但對本國人與外國人通常皆適用，民主國家必須保衛自己的民主制度，此為「防衛性民主」概念。因此除了司法究責以外，行政上或許也可以此為排除納保的依據，相似類比「防衛性福利共同體」。

其實可以再退一步思考，邊界問題並不只限於那些國民以外的邊際群體，為何所有國民之間就一定存在著在醫療財務風險上互助的義務，也是可以提出的挑戰。例如有人可能認為，人們生病雖然受到許多因素的影響，有些是純粹個人行為、有些是社會結構所致，但不論如何，生死有命，各自努力，花錢看病是每個人自己要解決的問題，國家並不應該強制徵用個人財產去幫別人（即使是公民同胞）的醫療費用買單；或是認為，儘管國家原則上可強制每個人參與健保，仍應保留給個人一些自主決定退出的空間（Wu 2013）。

---

9 臺灣訂於《刑法》第二章外患罪第103至115-1條。其中2019年5月增訂的第115-1條，將外患罪之適用擴及「大陸地區、香港、澳門、境外敵對勢力或其派遣之人」，也就是將過去無法以外患罪定罪的「共諜」也納入適用對象。

　　最後，難民（refugees）或是更廣泛的無證移民（undocument-
ed immigrants）[10]是否應該納入公共健康體系，這是臺灣健保比較少
遭遇的問題，海洋包圍的島嶼地理特性，使得國境管制相對容易，
但此議題在歐洲和北美已經引起廣泛重視。一方面，國家可能受到
國際條約或區域條約的要求而有義務收容、安置難民，這安置的
內涵可能就包含提供一定水準醫療保障；另方面，這些明顯「外
來」的群體，也可能會被當地居民視為醫療資源的競爭者，排擠
了當地本來就已經因為人口或經濟因素而相當拮据的公共健康體
系資源，本國人的相對剝奪感、甚至排外情緒可能因此而生。

　　要保障難民或無證移民的醫療需要，非得要納入移民國的
健康體系不可嗎？有一種最普世的立場，主張所有人，只要是人
類，只要出現在臺灣的領土上，不問理由、不問是否合法，就應
該被納入健保之中，因為健保的所確保的就醫可近性，是「健康
人權」（human rights to health）保障的一部分，因此健保納保制
度，根本不應設計任何排除，不論是民主的敵人、難民或無證移
民皆應全面納入健保即是。

四、健保與健康人權保障

　　認為納入健保就等於健康人權保障的這種主張，已將公共健
康體系的邊界問題提升到一個更高的層次，論者其實是在主張：

---

10 過去較常稱為「非法移民」（illegal immigration），在臺灣也俗稱為「偷渡客」，當
　代（約自2010年以後）因為學界傾向比較自由開放／政治正確的詮釋觀點，認為
　移民就是移民，理論上沒有合法或非法的問題，若未經過正當程序就移入一國家，
　頂多是「缺乏適當文件」但還是移民，故稱為undocumented。本章採用此語僅是為
　符合目前通用用法，對此議題限於篇幅無法再深入討論。

健康體系的邊界，就是人類這個物種的邊界，納入健康體系是僅因身為人類的道德地位（moral standing）就能夠向他人主張的一種權利（right），或說向所在地人權締約國家政府請求的行政給付。此主張或許是某種普世主義（universalism）的最高理想，但至少會遭遇到兩個理論上的挑戰。

　　首先會遇到的，是基於主權國家領土邊界限制所生的挑戰。如果納入公共健康體系是一種健康人權的實現，那麼不應該只主張臺灣健保要納入所有進入臺灣領土範圍的人，也應該要主張納入所有臺灣領土範圍以外的人，發生在臺灣以外的醫療需要，其獲得互助的道德正當性，並不比發生在臺灣內部的醫療需要低，如果僅以領土邊界來區分能否納入健保保障，是一種缺乏依據的武斷判斷，普世主義者需要提出此判斷的合理依據。但顯而易見的，以國家領土為邊界，是一種現實上幾乎不可能克服的限制，臺灣的政治權威並不及於臺灣領土以外的地方，自然不可能要求那些地方的人們加入臺灣健保、向他們強制徵收健保費。這是當代以主權國家為國際基本政治單位所致的必然。普世主義者或許會繼續主張，臺灣以外別的國家，也有義務要提供與臺灣健保相當水準的公共健康體系，保障那些在臺灣以外的人的醫療需要，但此倡議已經很難對臺灣本身有任何實際意義的政策建議。人類社會的團結親近性，總是會給予距離自身接近的醫療需要較高重視，而對世界遠方發生的悲慘事件僅有較低同情，即使是在單一主權國家內部已是如此，更不用說是超越國界的距離之間，因此即使在理論上可能完備，現實中難以想像其可行性。

　　第二個挑戰是，若主張納入健保就是健康人權保障，其實是在主張，由健保所確保的就醫可近性、平等互助（甚至包含世

代之間），以及由健保要求的資源重分配、強制徵用的財務負擔
等等制度內容，就等於健康人權的內涵。但以目前健康人權的通
行定義而言，例如《經濟社會文化權利國際公約》（International
Covenant on Economic, Social and Cultural Rights）的定義，並不
見得有前述健保制度這麼豐富的內涵。儘管還是爭論中的議題，
健康人權較近似於一種滿足人性尊嚴的起碼程度（threshold）保
障，相比之下，以強大社會契約建立起的公共健康體系，其在醫
療需要上的互助水準，通常高於起碼程度，很難說這個契約是一
種普世的、橫亘全人類的存在。[11]另一方面，健康人權的內涵，
也不僅止取得健康服務滿足醫療需要，也包括其他健康條件諸如
衛生環境、乾淨飲水、食物營養、基本住房、安全工作場所等面
向，可說是遠超出健保所保障的內容，獲得健保納保，也不代表
就達成了健康人權保障。

　　要保障與促進健康人權之中的就醫可近面向，可能有多種途
徑，以臺灣的狀況而言，基於行政效率和簡便性，將所有非國民
都納入健保，可能是一種保障健康人權的有效方法，但這僅只是
就工具性效率而言，無法反推得到必須讓所有人加入健保（或是
以此為目標的逐步實現）才算保障了健康人權的主張。但即使不
納入健保，在一定可負擔的狀況下，例如透過要求外國工作者、
學生、交流人員購買商業團保、對困難個案予以補助、考慮緊急

---

11 雖然《經社文公約第14號一般性意見：享受可能達到之最高健康標準的權利》
　（CESCR General Comment No. 14: The Right to the Highest Attainable Standard of
　Health）之中，特別提到「不歧視與平等待遇」（non-discrimination and equal
　treatment）的要求（見於該一般性意見段落18與19）（UN Committee on Economic
　2000），但此要求主要是對於健康人權的行使和享有而言，並非指所有健康體系所
　涵蓋的服務內容。

救治時效制定在急診不拒垂危病患之法律等，就醫可近面向也可以逐漸確保。當然，採取何種方法來保障與促進健康人權，各國皆有許多政治、社會、文化、制度脈絡的考量，採取的做法亦大不相同。臺灣健保若是已經具有強大的共同凝聚意識，甚至是認同意涵，要透過更動健保制度為手段，在操作上或許需要很特殊的契機，政治風險不小，不見得比起其他替代方法來的容易改革。

五、納保政策之規範評估

　　最後，就用本書的規範分析架構來評估本章的討論（表9-1）：健保的納保政策是全民健保制度的核心要素之一，最初的目的，就是要使原本沒有受到各個職業別社會保險體系保障的國民醫療需要也能夠獲得支持，使所有人在醫療需要財務上互相幫助。衍生的問題，是概念上界定模糊的健保納保邊界，每每受到人們爭論、質疑。擴大納入的支持者可能主張，將不分身分的所有人納入健保，是健康人權的要求。保守立場的支持者可能認為，某些群體、某些身分的人因為對臺灣社會的貢獻較低或懷有敵意，主張他們不應該被納入健保。不論立場如何，納保邊界的劃定直接或間接影響健保政策正當性，也是健保政策每日實施之所必須，有其必要性。

　　倫理層面，較保守納保的立場，放棄使用健保作為逐步實現健康人權保障的政策工具，需要提出其他替代政策方案，論證其同樣能夠滿足健康人權的要求。擴張納保立場可能強加被人們視為不正當的互助義務，使人們負擔較過多保險費用去支付國內或國外的醫療需要。政府行政部門對此議題主要以健保之自助、互

表9-1、全民健保納保政策的規範分析

項目	檢驗內容
政策目的	所有人在合理程度的醫療需要財務上互相幫助
形成背景	醫療需要不滿足，民主化特殊時機，整合舊有社會保險，納入全民
立法	《全民健康保險法》
行政	衛生福利部中央健康保險署
司法	大法官釋字第472號解釋支持其強制國人納保合憲性
有效性	不適用於納保政策
符合比例	強制納保為集體目的，限制個人財務自由與醫療服務選擇自主性
必要性	納保邊界的劃定影響政策正當性，不同替代方案意味不同我群界定
最小傷害	- 保守立場可能危害健康人權保障，需有替代方案； - 擴張立場可能強加互助義務，使人們負擔較過多保險費用
公共辯護	政府主要以這些人涉及資源使用少、對健保基金有貢獻來回應
公共參與	缺乏制度化公共參與
勞動壓迫	不適用於納保政策
文化壓迫	- 保守立場可能造成對特定政治意識形態、特定政治認同、外國人的排除效果 - 擴張立場可能強加普世主義於所有人身上
暴力壓迫	可能自保守立場文化壓迫衍生出排外情緒，可能衍生暴力攻擊傾向

助精神，並強調這些人實際資源使用少、不增加健保負擔、對健保基金有正面貢獻等財務論述來回應，[12]但此說明並無回應到爭議的核心，邊界問題事關互助制度安排之政治正當性，而與財務議題僅有間接相關。對此問題，並無特定制度化公共參與管道，主要為立法部門之政治攻防，以及行政部門以行政命令所為之決定，一般大眾對此並無直接參與的管道，僅可能以輿論間接影響決策。

　　社會結構層面，較保守立場的納保政策，可能造成對特定政治意識形態、特定政治認同、外國人的排除效果。進一步，可能自文化壓迫衍生出排外情緒，在某些歐洲國家的案例中，有顯示衍生出對於外來群體的暴力攻擊傾向。目前在臺灣尚無類似現象，但不可不慎。擴張立場則可能強加其普世主義於所有人身上，也可能形成某種文化壓迫。納保政策較無勞動關係層面的壓迫可能。

六、結論

　　本章帶領讀者從比較抽象的概念層次分析了全民健保的邊界問題，以及健保納保與健康人權保障之間的關係。邊界問題，除了倫理考量，更多的恐怕也是政治層面的考量，其所涉及的健保政策正當性，甚至是政府本身政治正當性，使得此問題不斷處

---

12 包括如衛生福利部、大陸委員會等單位皆曾如是回應中國學生納保問題（大陸委員會 2012；衛生福利部 2015）。實際資源使用少可能也是事實，以2016年衛福部新聞稿所公布資料，2015年一年內有短期停、復保紀錄的五萬多人，使用健保2.81億元（衛生福利部 2016），僅占該年度健保總額6195億元新臺幣的0.045%。

在爭辯之中。或許嚴格說來,健保的納保邊界問題,本身可能不是公共衛生政策,而是透過公衛政策實現的政治決策,確實,它也與臺灣身處的地緣政治問題深刻相關。臺灣面對到外部,主要來自中國的文攻武嚇,以及內部在過去中國國民黨一黨執政的威權統治遺緒,長年以來認同分歧仍然持續存在。往好的方面看,此分歧在解嚴以後出生的世代已經逐漸消弭,而除了此世代因素外,全民健保的實施,至少在醫療需要上面,可能也團結了所有臺灣人在某種健保制度認同之下。或許這是一個契機。

※ 問題討論

1. 你認為健保的邊界應該怎麼劃？是傾向擴張或是保守？你判斷的依據是什麼？

2. 除了本章討論的依身分決定納保邊界以外，也可能依照個人行為來判斷。曾有人提議，酒駕肇事者出車禍所衍生的醫療費用，不應該由健保支付，因為酒駕是咎由自取，不僅危害自身也危害公共安全，因此肇事者應該自己負擔醫藥費。你認為應該將他們排除嗎？

3. 查查看，現在健保規定之中，有哪些項目是明訂不列入給付範圍？我們在這些項目上不想互助嗎？那還有沒有其它我們也不想互助的項目呢？我們應該依據什麼原則來決定一件事情健保到底要不要給付？

※ 議題進階閱讀

1. 本章討論的「邊界問題」主題，可進一步參考葉明叡與陳嘉銘的討論（Yeh & Chen 2020）。

2. 想知道健康人權的權威解釋，可參考《經濟社會文化權利國際公約第14號一般性意見：享受可能達到之最高健康標準的權利》（CESCR General Comment No. 14: The Right to the Highest Attainable Standard of Health）（UN Committee on Economic 2000），臺灣繁體中文版請參考司法院法學資料檢索系統（2000）。

3. 有關臺灣健康體系發展歷程，可參考以下經典研究（Lu & Chiang 2011；Wong 2004；林國明 2001；傅立葉 1993）。如對各國健康體系有進一步興趣，可參考Saltman等人從歷史脈絡到當代歐洲議題的社會健康保險全方位介紹（Saltman, Busse & Figueras 2004），蔡茂寅對東亞國家臺灣、日本之健保制度研究（蔡茂寅 2017），以及European Observatory on Health Systems and Policies與Asia Pacific Observatory on Health Systems and Policies兩個機構所出版的一系列「健康體系回顧報告」（Health system reviews, HiT series），有對各主要國家健康體系現況的詳盡介紹，並且會每隔幾年更新內容（APO；EO）。

參考文獻

Asia Pacific Observatory on Health Systems and Policies (APO). 取自：
https://apo.who.int/(Jan 2020).

CBO. 2020. Budget and Economic Data - Historical Budget Data (Jan
2020). 取自https://www.cbo.gov/system/files/2020-01/51134-2020-01-
historicalbudgetdata.xlsx

European Observatory on Health Systems and Policies (EO). 取自：https://
eurohealthobservatory.who.int/

Lu, Jui-Fen Rachel & Chiang, Tung-Liang. 2011. Evolution of Taiwan's
health care system. *Health Economics, Policy and Law, 6*(1), 85-107.
doi: 10.1017/S1744133109990351

Prainsack, Barbara & Buyx, Alena. 2017. *Solidarity in Biomedicine and
Beyond.* Cambridge: Cambridge University Press.

Saltman, Richard B., Busse, Reinhard & Figueras, Josep. 2004. *Social health
insurance systems in western Europe*: McGraw-Hill International.

UN Committee on Economic, Social and Cultural Rights (CESCR). 2000.
General Comment No. 14: The Right to the Highest Attainable Standard
of Health (Art. 12 of the Covenant). 取自https://www.refworld.org/
docid/4538838d0.html

WHO. 2015. Anchoring Universal Health Coverage in the Right to Health:
What Difference Would It Make? (Policy brief). 取自http://apps.who.int/
iris/bitstream/10665/199548/1/9789241509770_eng.pdf?ua=1

Wong, Joseph. 2004. *Healthy Democracies: Welfare Politics in Taiwan and
South Korea.* Ithaca, NY: Cornell University Press.

Wu, Chuan-Feng. 2013. Can Compulsory Health Insurance Be Justified? An
Examination of Taiwan's National Health Insurance. *Journal of Law and
Health, 26*(1), 51-102.

Yeh, Ming-Jui & Chen, Chia-Ming. 2020. Solidarity with Whom? The Boundary Problem and the Ethical Origins of Solidarity of the Health System in Taiwan. *Health Care Analysis*, 28(2), 176–192. doi: 10.1007/s10728-020-00397-8

大陸委員會。2012。〈陸生納保符合公平對待原則，不致造成健保財務負擔〉。取自 https://www.mac.gov.tw/News_Content.aspx?n=EAF760724C4E24A5&sms=2B7F1AE4AC63A181&s=D743E18BB758C509

中央健康保險署。2018。《2018-2019全民健康保險年報》。臺北：衛生福利部中央健康保險署。

司法院法學資料檢索系統。2000。經濟社會文化權利國際公約第14號一般性意見：享受可能達到之最高健康標準的權利（CESCR General Comment No. 14: The Right to the Highest Attainable Standard of Health）。取自 https://law.judicial.gov.tw/GetFile.ashx?pfid=0000241059

李慧宜、孟昭權。2015。〈奉獻半世紀 葛玉霞修女回鄉度晚年〉，《公視新聞網》。

林國明。2001。〈民主化與社會政策的公共參與：全民健保的政策形成〉。收於蕭新煌、林國明（編），《台灣的社會福利運動》，頁135-175。臺北：巨流。

孫迺翊。2006。〈憲法解釋與社會保險制度之建構——以社會保險「相互性」關係為中心〉。《臺大法學論叢》，35卷6期，241-290。doi: 10.6199/ntulj.2006.35.06.05

孫迺翊。2013。〈陸生納保行不行？外國人平等社會權法理初探〉。《人文與社會科學簡訊》，14卷2期，80-86。

傅立葉。1993。〈台灣社會保險制度的社會控制本質〉。《台灣社會研究季刊》15期，39-64。doi: 10.29816/tarqss.199311. 0002。

溫嘉楷。2018。〈瑞士雷震華神父奉獻太魯閣部落56載〉，《公視新聞網》。

滕西華、孫友聯、黃淑英。2020。〈誰造就了「黃安們」？兩個後門條款讓健保法成政治祭品〉，《報導者》，取自 https://www.twreporter.org/a/opinion-covid-19-national-health-insurance-act-dispute?fbclid=IwAR12HkKkvbmjLRfrVY4GZooB_5rAhr8aTYAi6MGg6Po0FfL7mAhMY3992QE。

蔡茂寅。2017。《社會健康保險法制之研究》。臺北：元照。

衛生福利部。2015。〈基於人道、公平考量，將陸生比照外籍學生納入全民健保〉。取自 https://www.mohw.gov.tw/fp-2650-19807-1.html。

衛生福利部。2016。〈有關旅居海外國人返臺就醫之健保醫療支出乙事補充說明〉。取自 https://www.mohw.gov.tw/cp-2625-19389-1.html。

若無特別註明，本章引用之法律條文皆出自法務部「全國法規資料庫」，網址：https://law.moj.gov.tw/；本章引用之大法官解釋與憲法法庭判決皆出自憲法法庭全球資訊網，網址：https://cons.judicial.gov.tw/index.aspx。

公共衛生重要嗎？時不時才考慮健康問題的國際法

Public Health Matters?
The Fragmented Attention of International Law to Health Problems

李柏翰

摘要

　　作為個人自由與身心發展的基礎，健康是國際社會承認的基本人權之一，惟健康亦是公共議題。個人能否維繫安適狀態，與他人、社會、環境高度相關。國家在公衛事務上的法律定性有兩個層次：對外具有主權排他性，對內則為促進整體人口發展的主要責任承擔者。而為了因應一國之力無法應付的健康風險，國際社會逐漸產出許多法源分散且功能導向的國際衛生政策與機構。冷戰落幕，超國家法律程序得以展開——非國家行為者影響力與人權論述增強——當代全球層次的衛生規範逐漸整合，累積了不少的法律工具，以指導並協調各國公衛政策及行動。

一、前言

　　從本書前面各章之案例討論中，皆可發現健康攸關個人存亡與生活品質，卻也是個公共議題。做為個人發展的基礎，維繫健康的機會與能力是國際人權法所承認的基本人權之一——從《世界人權宣言》中的適當生活標準權（the right to an adequate standard of living），到《經濟社會文化權利國際公約》（International Covenant on Economic, Social and Cultural Rights，ICESCR）的「享有達到最高標準身心健康的權利」（the right to the enjoyment of the highest attainable standard of physical and mental health）。[1]而最早透過國際條約承認這件事的，其實是1946年世界衛生組織章程前言中的那句：「享受可能達到最高標準的健康，係基本人權之一。」

　　不論視個人健康狀態為「適當生活標準」的結果，或是將健康廣泛地定義為「身體、心理、社會的完全安寧狀態（wellbeing）」而「不僅是疾病或羸弱之消除」（WHO章程前言），都可以發現健康不只是一件個人的事，其與個人所屬之群體、所處社會、生活環境、國家有關。因此，各種層次的社會關係、政治結構與制度設計都可能影響到個人甚至群體的健康，包括國與國之間的關係——有時，特定健康問題就會因各國高度聯結（比如政府之間的對抗或合作，或者倡議團體的結盟與串聯）而從內政問題變成國際問題，而國際組織與國際法便會成為回應

1　基本人權主要係指個人，除因「身為人」而不得被剝奪或應享有之權利，與其尊嚴及生命息息相關，包括（但不限於）各種公民權、政治權、經濟權、社會權和文化權等。

這種「公共衛生問題國際化」（internationalisation of public health）的情況之平臺與工具（Princen 2007）。

現代國家在國際衛生事務上的定性至少有兩個層次：「對外」具有主權之排他性而不應受外力干擾，「對內」則係促進整體人口發展的主要責任承擔者。[2]在這脈絡中，國際衛生法（international health law）的發展主要有兩個特色：其一，國際衛生法橫跨多個成形多年的法律領域，如自由貿易、智慧財產、食品安全、環境保護、職場安全、作戰行為、人權保障等。「公衛問題國際化」經常就發生在當各領域牽涉到公共衛生考量時，才因此被提及、考慮並折衝，如核心價值之間的競合（貿易自由化對上國民健康、專利保護對上醫藥技術分享等），即因特定事件或現象發生而促成國際衛生法累積的「偶然性」（contingency）。

由於不像其他國際法次領域都早已自成一系列具有核心價值、規範階層的條約家族，國際衛生法並未真正產生一個規範體系（如國際貿易法、國際人權法、國際智財法等），反而成為國際衛生法另一項特色：「碎裂性」（fragmentation）。然而，為了因應超國界的健康風險（一國之力無法或不願應付，導致其他領域的工作難以開展），目前尚在發展的國際衛生法仍累積了不少硬法（hard law，如公約〔treaties〕及國際習慣〔international customs〕）與軟法（soft law，不斷重申特定健康議題重要性之政治性宣言〔political declarations〕和國際標準〔international standards〕）等五花八門的規範工具。

2　關於人口發展、生育政策、健康促進，以及國家在其中扮演的角色和「介入」時的政策與政治考量，可參考本書思辨1與思辨2的討論。

　　這種「兵來將擋，水來土掩」針對特定需求才累積規範的特色，也展現在本章將提到之各種對各國具有拘束力的國際衛生法律文書；但它在大量人權公約推出後透過國際人權規範的介入，逐漸摸索出國際衛生法的中心思想——即國家應負起尊重、保障及滿足人民健康權之法律義務，包括透過國際合作以完整實現相關權利。在缺乏整體性的情況下，與健康相關之國際組織（尤其WHO）就扮演了協調各國各種法律義務的重要角色，而這些指導各國公衛政策與行動的國際規範也終於慢慢被視為國際法中的一個新興次領域——國際衛生法（Toebes 2015）。[3]

二、鄉親們的國際衛生議題需要國際法

　　自20世紀以來，大部分的國家普遍認識到國民健康與國際衛生密不可分，因此尋求創新多元的國際合作機制，以控制因戰爭、貿易、殖民、投資所發生之全球化所附隨的健康風險——比如有害健康的食物和飲料透過貿易四處流通、跨國公司在不同國家造成程度不等的社會衝擊、外債或結構調整方案（structural adjustment programs）對國內公衛計畫的影響（Meier & Fox 2010）。面臨繁複的協調工作，國際法受到前所未有的關注；簡言之，公共衛生國際化促使密集的國際立法，包括許多不具拘束力的準則（guidelines）、建議（recommendations）、行為守則

---

3 這裡談的都是17世紀西發里亞（Peace of Westphalia）歐洲主權體系建立後，現代國際法的發展情況。事實上，國際衛生法的起源充滿爭論，有人認為它是國際法新興次領域，整合所有與健康相關的國際規範；也有人主張衛生問題是航運、貿易、殖民、戰爭的隱性議題，全球史即跨境衛生措施的歷史，但本章並無意深入這場辯論（Birn 2009）。

（codes of conduct）和決議（resolutions），也包括課予國家法律
義務的條約。

　　國際衛生外交與法制的歷史，雖可追溯至14世紀的歐洲檢
疫措施，但法制化係濫觴於19世紀中葉（Fidler 2001）。最重要
的進程是1851年開始在歐洲舉行的國際衛生會議（International
Sanitary Conference，直到1938年共開14次會，其中一次走出
歐洲在美國舉行）及當時通過的《國際衛生條例》（International
Sanitary Regulations，後來WHO主持下International Health Regu-
lations之前身）。[4]然而，當時那些談判都僅針對傳染病防治及其
對政治、商業活動的影響（如對貨品或人員之檢疫），因此當時
的國際衛生規範大多追求干預措施之效果（effectiveness）與效率
（efficiency）（Patterson & London 2002；Tobin 2012）。

　　二戰後，殖民列強影響力減弱，在發展中國家堅持下（如
當時仍未退占臺灣的中華民國與巴西等），將國際和平、國際發
展、人權等概念納入WHO章程，從此改變國際衛生的內涵，也
加強了全球南北方、國際與國內社會密不可分的想像。換言之，
今天我們想像中那套複雜的國際衛生法，是以戰後1946年在紐約
舉行的國際衛生大會（International Health Conference）及當時通
過的WHO章程，作為國際社會開始解決國際衛生法偶然性與碎
裂性等問題之轉捩點（Ruger 2008）。[5]

　　從此世界衛生大會（World Health Assembly，以下簡稱WHA）

4　細看會發現英文名稱已非過去慣用的"sanitary"，不過中文翻譯都是「衛生」，反而
　無法反映出這個政治與規範想像上之差異。還有另一個字"hygiene"，雖也經常會
　被翻譯成衛生，但指的是範圍更限縮而明確的「人與環境之清潔」之義。
5　WHO章程於1948年4月7日生效，WHO正式成立，也是後來世界健康日的由來，而
　正義與倫理等問題也才正式進入了國際衛生的視野（Benatar, Daar & Singer 2003）。

成為各國蒐集意見、凝聚共識的場域，原本散落各領域關於公衛
的規定也開始納入和平、發展與人權等目標，國際衛生法也逐漸
成為擁有核心價值、規範階層且逐漸系統化的規範集合體（見
圖10-1）。毫無疑問，適當的立法能有效改善公共衛生與個人健
康，但為及時因應社會變遷與新的健康風險，衛生法須保持彈
性。如同其他國際規範，國際衛生法需要各國承擔兩層次的義
務：其一為國內法化國際標準，另一係不侵害他國權利或利益。
此外，國際衛生法也相當倚賴各國遵守對有關國際機構所承諾之
主權讓步，才能在高度相互依存的關係中，盡量實現共同目標
（Lo & Horton 2019）。

　　出於公共衛生事務之跨國互動性，根據WHO章程第63條
規定，每個成員國必須「通報與衛生相關之……重要法規」，因
此WHO建立後的一項特殊貢獻就是匯整各國法規、找出最佳實
踐、編纂相關國際法規（或建議談判方向），並在成員國請求下
協助相關立法工作。[6]此外，WHO也成為制定健康研究議程、國
際通用標準、[7]闡釋實證（evidence-based）政策選擇、[8]監測流行
病趨勢的主要場域。理論上，WHO章程還賦予該組織廣泛的規

6　WHO的衛生法辦公室（Health Law Office of the WHO）在1948年組織建立時就成
　　立了，同年出版了《國際衛生立法文摘》（International Digest of Health Legislation）
　　與《國際衛生法彙編》（Recueil international de Législation sanitaire）第一期；其定
　　期發行的《簡報》（Bulletin of the World Health Organisation）也經常有對各國新法
　　規的評論。

7　如聯合國糧食及農業組織（Food and Agriculture Organisation of the United Nations,
　　FAO）與WHO聯合主持的《食品法典》（Codex Alimentarius）及其委員會，雖然
　　相關食品安全技術具有標準化之效力，但仍屬於偏重功能性的技術性規定。

8　如1981年《國際母乳代用品銷售守則》（International Code of Marketing of Breast-
　　milk Substitutes, WHA34.22），於2017年再依新證據進行修訂。雖非具有拘束力之
　　條例，但為許多國家政策所參考，而有效規範了相關行為者與商業活動。

圖10-1、國際衛生法例示（有無拘束力）

關於公共健康－般國際法律義務

v：對締約或加入國有拘束力且包含強制性的義務。
○：無強制義務，但因有監督機制而有相對拘束力。
X：無拘束力，但得視為展現法律意志之政治承諾。

關於公共健康－般國際法律義務

1919年ILO組織章程	v
1945年UN憲章第55(b)條	v
1945年FAO組織章程	v
1948年UN世界人權宣言第25條	○
1966年ICESCR第12條	v
2000年CESCR第14號一般意見書	○
2016年CESCR第22號一般意見書	○

關於管制藥物和其他物質義務

1961年UN麻醉藥品單一公約	v
1971年UN精神藥物公約	v
1988年UN禁止非法販運麻醉藥品和精神藥物公約	v
2003年WHO菸草控制框架公約	v
2010年WHO減少有害使用酒精之全球戰略	X

關於消費者保護和商品標籤義務

1985年UN消費者保護準則	X
1994年WTO關於實施衛生及植物檢疫措施協定	v
1994年WTO關於技術性貿易壁壘協定	v

關於獲得以及使用藥物和藥品義務

1969年ILO關於醫療及疾病津貼公約	○
1977年WHO基本藥物示範清單（仍發展修訂中）	X
2001年WTO與貿易相關智慧財產權協定杜哈宣言	○
2007年WHO兒童基本藥物示範清單（仍發展修訂中）	X
2008年UN製藥公司關於藥品近用之人權準則	X
2010年WHO國際醫事人員招聘之全球行為守則	○

關於職業安全和勞工健康義務

1952年ILO社會保障最低標準公約（C102）	v
1964年ILO工傷事故與職業病津貼公約（C121）	v
1981年ILO職業安全健康公約（C155）	○
1985年ILO職業衛生服務公約（C161）	v
2006年ILO促進職業安全衛生架構性公約（C187）	v
2006年WHO工健康宣言	X
2007年WHO勞工健康全球行動計劃	X

關於疾病監測和健康干預義務

WHO國際分類系列（皆持續發展修訂中） • 1978年國際疾病傷害干預措施分類，基於國際醫學程序分類（International Classification of Procedures in Medicine）而來 • 1994年國際疾病分類（ICD） • 2001年國際健康功能整合與身心障礙分類（ICF）	○
2005年WHO國際衛生條例（修訂版）	v

關於環境健康風險管理義務

1973年國際海事組織防止船舶污染國際公約（MARPOL）	v
1989年UN危險廢物越境轉移及其處置控制巴塞爾公約	v
1992年UN化學品全球統一系統（GHS）	○
1993年ILO防止重大工業事故公約	X
1998年FAO國際貿易中危險化學品和農藥先知情同意鹿特丹公約	X
2001年UN持久性有機污染物斯德哥爾摩公約	○

關於初級照護和健康促進義務

1978年WHO阿瑪阿塔宣言	X
1981年WHO母乳代用品銷售守則	X
1986年WHO渥太華憲章五大行動綱領	X
2000年UN千禧年發展目標	X
2005年WHO健康促進曼谷憲章	X
2010年WHO關於所有政策納入健康等阿得雷德聲明	X
2013年WHO關於所有政策納入健康等赫爾辛基聲明	X
2015年UN永續發展目標	○

關於糧食安全和營養充足義務

1951年FAO國際植物保護公約	v
1963年FAO/WHO食品法典委員會（Codex Alimentarius）及委員會（CAC）與世界動物衛生組織（OIE）日後發展之各種標準與指引	○
1992年FAO/WHO世界營養宣言	X
1996年FAO世界糧食安全羅馬宣言	X
2004年FAO在國家糧食安全範圍內逐步實現糧食權自願準則	X
2007年WHO食品安全北京宣言	X
2008年WHO食源疾病調查與控制準則	○

資料來源：作者自製

範權力，可通過公約（第19、20條）[9]、頒布具拘束力之條例（第
21條）[10]、監督國家衛生立法（第23、63條）。

　　相較於聯合國旗下其他功能性國際組織而言，WHO的規範
權力因此非同小可，因為它有權要求各國認真看待國際衛生法
規，而其監督權更大，必要時得要求各國提交報告，說明它們
對各項決議、建議、公約和條例所採取之行動（第62條）。儘
管WHO擁有強大的規範權力但其對國際衛生法的貢獻卻不如預
期，大部分的「硬法」來自其他國際條約，而WHO提出的幾乎
都是技術性的專業指引，或表明允許逐步實踐、宣示大於實質效
果的政治性決議，顯見成員國在其中架空WHO章程當年許諾的
能力，也呼應了重鼓勵輕懲罰、不具拘束力的「軟法」在當代國
際法中的崛起趨勢（Shelton 2000）。

　　原則上，國際法要經各國自願同意才對該國產生拘束力，而
因國際社會沒有立法機關，故要判斷國與國之間的法律關係就需
從「法源」裡尋找規範依據。[11]惟如圖10-1所示，撤除標準化等

9　2003年通過之《菸草控制框架公約》（Framework Convention on Tobacco Control）
　　就是WHO主導下第一個也是目前唯一一個依實證公衛通過的條約，對所有締約國
　　皆有拘束力。2012年締約國大會再通過《消除菸草製品非法貿易議定書》（Protocol
　　to Eliminate Illicit Trade in Tobacco Products）。
10　此通常被視為WHO的準立法權，得就廣泛的公衛主題（如流行病定義、生醫安
　　全、疾病分類）通過條例。與大部分國際法不同，這種條例一旦經世衛大會通過，
　　即自動適用所有成員國；對於那些投反對票的國家，除非政府特別通知WHO要
　　「退出」（opt out），否則仍對其有效。
11　我們經常會參考《國際法院規約》（Statute of the International Court of Justice）第
　　38條之規定，國際法法源包括（但不限於）：條約、國際習慣（即針對某事項普
　　遍的國家實踐，而實踐國亦接受其為法律，即所謂「法之信念」〔opinio juris〕，
　　這有時也可以透過國家不斷重覆的多邊宣示或國際組織決議來推論）、一般法律原
　　則（general principles of law，這通常是當條約或國際習慣不足以解決問題時，而從
　　其他不直接相關的國際法、各國都有的相關規定，如民法、訴訟法等中，找出通用的
　　法律原則，比如特別法優於普通法、誠信原則等）、判決和權威法學學說。前三項是
　　主要法源，後兩者是輔助法源（subsidiary sources），以解釋主要法源中找到的規定。

技術性工作和僅具建議性質的宣言，可以發現WHO對於國際立法的貢獻其實挺薄弱的，絕大部分的條約都係於非WHO的場域中通過的。然而，軟法工具的優點是較易為各國接受且有彈性，但缺點是缺乏拘束力。相較下，各個提到健康權、醫療照護權的人權公約，以及國際人道法（如適用武裝衝突、流離失所、天災人禍等情況之國際規範）中與公衛、個人就醫、急難救助等規定，則對各國公衛措施更具法律影響力及拘束力。

三、誰都想來參一腳的超國家法律程序

　　20世紀末冷戰落幕，運輸與通訊科技發展更迅速，國際社會經歷了更大規模的全球化，人類健康所面臨的許多挑戰大多超越了單一國家或國際組織的反應能力。各國轉向多層次的合作，包括國際間雙邊或多邊機制、公私部門的夥伴關係，正式（條約、合約）或非正式（研討會、專家小組）機制。國家（或其他事實上獨立的政治實體，或能獨當一面、有效治理特定領土的交戰團體或叛亂團體）與非國家行為者（如跨國生醫公司、國際金融機構，甚至跨國非政府組織和慈善基金會）之間逐漸出現權力移轉。

　　諸如WHO或聯合國這樣超大型國際組織仍是大夥兒的聚會所，但國際社會中不同能力或意識形態的成員，對於「為何要共同促進國際衛生」的道德基礎卻有不同的想法。舉例來說，有人認為傳染病防治是一個國防問題，應得以正當化非常時期的緊急措施；[12] 有人認為那是全人類共同面對並承擔的問題，因此討論

---

12 關於不同情境中，防疫措施正當性與合理性之討論，可參考本書思辨3針對 COVID-19「科技防疫」策略的案例分析。

重點會放在責任分配與追究；有人會以健康權及生命權等人權的角度來證成國家與非國家行為者的義務，並檢視它們的作為與不作為；也有人會把傳染病防治整件事視為眾人共同的投資，其成本和效益都是能被計算且分配的——而這也為每次的集體行動提供了不同的理由（Elbe 2018）。

　　在非國家行為者崛起、國際衛生規範基礎多元化的脈絡中，連結各級政府、國際組織、跨國企業、慈善團體、研究機構和公民組織等行動者，以協調並踐行各方利益之目標，將國際衛生機制逐漸推向以「全球／全人類」的層次。理論上，只要所有行動者同意，全球衛生行動應可不受國家主權、領域疆界、管轄權範圍之限制。惟實際上，這個典範移轉並未完成，其歷經了上述國家安全（national security）、人類安全（human security）、人權（human rights）、公共財（public goods）等多元發散、反覆重新定義的過程，因此全球衛生的指涉範圍為何，尚無共識也沒有想像中理所當然（Lee & Kamradt-Scott 2014）。[13]

　　就國際法而言，非國家行為者介入（不再視國家為唯一主體）加上國際衛生多元化（不再僅重視其安全面向）構成「超國家法律程序」（transnational legal processes），其累積之價值與程序再擴張到所有與健康相關的領域，開枝散葉逐漸根深柢固，最後形成處理全球衛生的法律體系（見圖10-2，由下往上）。這本質上又進一步改變國際衛生法內涵，原本被排除在國際法系統外的行動者開始參與規則制訂，而新的法律工具也不再以政府作為唯一的拘束及問責對象，其發展也比原本的國際衛生法更有系統

---

13 關於「共同體」形成、定義與邊界及其背後潛藏的政治跟倫理問題，可參考本書思辨7針對全民健保、合民納保的討論及反思。

圖10-2、全球衛生法律體系形成之示意圖

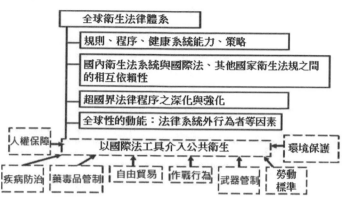

資料來源：作者自製

且可預測（Fidler 2008；Taylor 2004）。

　　從「國際」衛生法（以國家為規範主體）到「全球」衛生法（涉及超國家法律程序）象徵國家主權權力的退讓，一來擴張了法律的範疇與內容，二來賦予了非國家行為者相當話語權。政治上來看，許多時候國家的確需要借重具有相當影響力之非國家行為者來應對跨國危機；法律上來看，冷戰後國際秩序改變，經濟與社會權利概念再度崛起且受到發展中國家社會高度重視。1993年世界人權大會通過《維也納宣言暨行動綱領》（Vienna Declaration and Programme of Action）之後，國際社會反覆重申，為保全抽象的個人自由與尊嚴，滿足人類生存的物質條件不可或缺，而這也為全球正義賦予了新的規範基礎。

　　另一種人權介入國際衛生的取徑，是強調人權侵害對個人與群體健康的負面影響。1980年代後期發起的愛滋去汙名運動，主張社會排除有害身心健康，亦妨礙健康干預措施（Mann

1997），其最後促使WHA於1988年通過第一項反愛滋歧視決議（WHA41.24），也使聯合國於1994年建立了愛滋病聯合規劃署。[14]「健康與人權」（health and human rights）的學術及社會運動加強了「人」在國際衛生法中的地位，[15]也促使聯合國人權機關介入公衛工作，並為傾向採取軟法的國際衛生法增添拘束力，更能要求各國努力實現1978年《阿瑪阿塔宣言》（Declaration of Alma-Ata）以降所發展之全民健康（health for all）等理念。

許多國家本來就把健康權（或狹義之醫療照護權）寫進憲法，但人權介入的最大貢獻就是將國家如何處理歧視、健康不平等、對自由之限制、傷害身體完整性等問題「國際法化」（Braveman et al. 2011；Gostin 2014）。不過，國際人權法並無法對公衛政策的結構性因素（如資源分配、成本效益、方案設計）提供具體指導，因此仍需公衛研究的支持。因此，國際衛生（或全球衛生）與人權的互動並非單向的——後者對前者最大的貢獻莫過於提供了一個高度整合且結構完備的法律體系；相對於其他觀點（如人類安全、公共財等），國際人權法還是相對更為制度化，且在全球範圍內被接受度最高的論述與行動基礎。

---

14 監督ICESCR的經社文權利委員會，也在多號一般性意見中重申愛滋歧視的人權面向，如關於住居權第4號意見（1991）；糧食權第12號意見（1999）；工作權第18號意見（2006）；社會保障權第19號意見（2008）；不歧視原則第20號意見（2009），而其在關於健康權第14號意見（2000）與性及生育健康權第22號意見（2016）中之闡釋更為完整全面。

15 WHO建立後即承認「健康即人權」（health as a human right）——雖然「健康與人權」很大程度上依賴前者長年建構之人權論述，但因健康社會決定因素（social determinants of health）的證據愈來愈多，亦加強了健康與人權高度正相關等結論（Chapman 2010）。雖然如此，在制訂公共衛生政策時——不論係干預個人不健康的行為、限制或開放產業發展，甚至分配「傷害」的社會與法律責任時——人權觀點卻不一定真能進入政府或公眾的視野中；相關討論可參考本書思辨4、5、6的分析。

　　反過來說，因為公衛領域對成本效益、標準化工作及生醫科技發展之重視，其對健康人權的內涵與實踐也不無影響。比如健康權滿足與否之指標與評估日益複雜且專業化，使得相關統計與審計工作逐漸過渡到具有專業人才之技術官僚或非政府組織手上，在地草根的倡議組織則因能力與資源不足而遭到邊緣化（Erikson 2016；Gruskin, Bogecho & Ferguson 2010）。[16]當人權工作高度仰賴技術官僚所提出之證據——尤其關於實證公衛、稅務措施、所得分配正義等範疇——不僅可能使公民社會（特別不受政府或研究社群青睞的弱勢群體）的聲音與生命經驗被漠視，[17]亦可能侵蝕國際範圍之民主，比如將代表權與監督權交付先進國家的研究機構或跨國非政府組織（Adams 2013）。

四、結論

　　國際衛生法在WHO建立後蓬勃發展，在冷戰結束更因國際人權法的滲入更加深刻，而今常被視為實現減貧、永續發展、國際和平的重要工具之一（Siddiqi 1995）。國際衛生法律體系包含了相當發散的法源，不同場域、不同時機所作出的規定與標準彼

---

16 關於健康權之評量工作，愈來愈倚賴指標、基準等量化方法，雖使監督工作更透明直接，但相關知識生產卻容易排除或忽略潛在或未被考量的人權侵害（Williams & Hunt 2017）。實際上，整個國際人權監督機制都或多或少能觀察到這個趨勢（Satterthwaite & Rosga 2009）。更深入的矛盾，如各級政府之間、政府與民間之間的責任分配與歸屬等實踐問題，可參考本書兩篇背景介紹針對在地案例的討論。

17 以臺灣人權公約審查為例——比如兩公約初次（2013）與第二次（2017）報告審查、《消除對婦女一切形式歧視公約》初次（2009）與第二次（2014）報告審查——關於健康權，幾乎都是國民與婦女健康統計數據。許多公民團體及審查委員提出的問題，政府常提不出論述上之具體回應，如農村健康服務品質、多元性／別認同者之健康不平等、監獄衛生與受刑人照護等。

此間不一定都融貫且一致，因此若要就個案（特定健康干預措施或國際條約）進行分析，需要考慮到不同國際組織的權力與能力、不同國家的立場、規範範圍及效力不等的政策工具，以及它們被生產時的脈絡。當然，其中有不少是缺乏強制義務的軟法，各種政治性承諾或目標也常欠缺監督機制等配套措施，它們雖能配合社會變遷而與時俱進，但卻難以執行或究責，因此亦應進一步瞭解國家與其他非國家行為者傾向軟法工具的情境為何。

事實上，公共衛生（public health）一詞在國際法中很少出現，因其指涉範圍廣泛且變動，過往常被視為一國內政，但由於公衛工作日益複雜，尤其當涉及貿易、檢疫、關稅等問題，各國愈來愈需要各種多邊機制協助。直到2003年《菸草控制框架公約》通過，前言首度提及國家有「保護公共衛生的權利」，確立了公共衛生可以作為國家對抗其他國家或非國家行為者的法律理由，正當化拒絕履行其他國際義務之決定，賦予各國協調法律關係的空間。[18]因此，應用公共衛生政策之規範分析架構，也應考慮這些超越國家層次的因素（見表10-1）。

國際規範若無法在國內社會產生具體效果也沒用，如WHA在2010年通過的《全球衛生人員國際招聘行為守則》（WHA63.16），醫衛專業人力的危機先被「國際化」然後終於被「規範化」，但是否確實促進了合乎倫理之國際招聘及提升各國醫事人力規劃，仍有待觀察。評估國內衛生體系是否健全，國際人權法亦要求考

---

18 亦值得一提，世界貿易組織（World Trade Organisation，WTO）部長級會議，為協調疫苗和藥品之公平近用性與智財相關規定，於2001年在《關於與貿易有關的智慧財產權協定及公共衛生宣言》，申明該協定不得妨礙成員國採取保護公共衛生之措施。其於2003年再通過一項決定：為確保本國人民能獲得負擔得起之藥品，在特定情況下，國家得依強制授權生產非專利藥品。

量健康權四大要件：可取得性（availability，公平分配且充足）；可近用性（accessibility，如不歧視、交通且資訊便利、經濟上可負擔）；可接受性（acceptability，如專業人員職業道德、保密要求、文化適當性）及品質（quality，符合科學要求之適當且敏銳的健康服務與產品）。

　　本章回顧了國際衛生法發展之偶然與碎裂，過去多是功能性地存在於國際社會中，以回應特定事件或現象對公共衛生之影響。冷戰落幕後，非國家行為者的影響力增加，且人權規範滲入國際衛生領域，所謂超國家法律程序（納入各種超越國家層次的因素）又進一步「全球化」了國際衛生。如其他國際法次領域所面臨的挑戰，國際衛生法未來勢必也得在保護國家主權與借重其他非國家行為者影響力（尤其跨國企業、銀行、基金會）之間周旋：誰可以提議並決定優先議題（prioritised issues）；定義後如何介入；規範主體、範圍與對象；甚至使用什麼種類的政策與法律工具，都將是愈來愈複雜且困難的問題。

表10-1、國際衛生法或政策規範分析架構

項目	內容
政策目的	對「國際社會美好生活願景」的預設及衍生的政策理念 -誰是該「國際社會」中預設的行動者？ -所謂「美好生活願景」是否普世需要？ -也就是說，需要考慮是誰定義了「國際」、誰定義了「美好」？
形成背景	政策議題建構與問題化（特殊時機點或觸發事件） -發生什麼重大事件，使特定公衛議題「國際化」？ -在什麼歷史時點，該國際衛生議題需要法律介入？ -參與者傾向硬法或軟法工具，法律介入程度為何？ -同時有什麼其他義務需要被考慮，甚至競合協調？
立法	國際社會沒有立法機關，因此需要考慮的是： -法源是什麼（條約、國際習慣、國際組織決議、宣言等）？ -規定了什麼（shall、should或must等動詞分辨也很重要）？ -哪一個行動者（可能是特定國家或其結盟而成的集團，可能是不同屬性的非國家行為者）在其中貢獻了什麼、要求了什麼？ -若要觀察特定國際組織中某政策之發展，可以先從其章程及準立法機關實踐（通常是「締約國大會」，如WHA）著手。
行政	國際社會沒有固定的行政機關，因此須從相關公約或政策所要求的執行機關著手（如WHO的祕書處、執行委員會、區域辦公室及其他執行特定業務之專家委員會或工作小組）。 亦須考慮：該組織之人力、資金、預算、內部工作分配，以及它與會員國、其他國際組織、非國家行為者之間的關係。
司法	國際社會沒有固定的司法機關，須視各國際組織章程、公約中針對國際爭端解決之相關規定而定，亦可參考國際法院、各種大大小小國際法庭或仲裁庭的法律意見，甚至有時國內法院判決也會針對特定國際衛生問題作出裁判或解釋。
有效性	政策在實證上達成預設目標的效果： 須考慮國際人權法中，關於實證公衛之要求。

項目	內容
必要性	政策為必要之最後手段（已無其他更優替代方案）： - 若會干涉他國之內政，須符合國際法之要求。 - 若涉及人權爭議，須符合國際人權法之要求。
符合比例	政策獲得的效益和造成的侵害比例： - 若會干涉他國之內政，須符合國際法之要求。 - 若涉及人權爭議，須符合國際人權法之要求。
最小傷害	視各國實施相關政策的脈絡、情況與結果： 須考慮國際人權法中的不歧視原則、不退步原則、與人權限制有關之比例原則，以及其他與健康權有關的規定。
公共辯護	視各國實施相關政策的脈絡、情況與結果： 須考慮國際人權法中的不歧視原則、不退步原則、與人權限制有關之比例原則，以及其他與健康權有關的規定。
公共參與	視各國實施相關政策的脈絡、情況與結果 須考慮國際人權法中的不歧視原則、不退步原則、與人權限制有關之比例原則，以及其他與健康權有關的規定。
勞動壓迫	除國際政治經濟相關分析外，亦應考慮： - 國際勞工組織（International Labour Organisation）和國際移民組織（International Organisation for Migration）、國際人權公約等同時涉及公共衛生與勞動正義相關規定與建議。 - WHO全球衛生人員國際招聘行為守則（Global Code of Practice on the International Recruitment of Health Personnel）。
文化壓迫	政策是否普遍化具支配地位之國家或區域的文化和經驗？ - 是否會構成文化帝國主義（cultural imperialism）？ - 是否會對文化「他者」造成野蠻、未開化等汙名？ - 如何在科學普世主義與文化相對論之間取得平衡？
暴力壓迫	介入是否深化某些國家（尤其中低收入國家）或社會群體（在國內受到政府漠視、排斥甚至歧視之弱勢群體）遭受系統性暴力？

※ 問題討論

1. 透過國際法來指導國內公衛政策是一件複雜且可能干涉內政的事，因此在什麼情況下（或針對哪些事項），你覺得適合使用以規勸為主的軟法？而又是什麼時候，會更適合具強制義務的硬法呢？舉出一個案例，並討論在決定採取哪種形式時，參與者可能考慮了什麼因素？

2. 以一個WHO或聯合國曾提出與國際衛生有關的政策文件為例，探討其企圖勾勒的「國際社會美好生活願景」長怎樣？其中有哪些國家或組織是尤其積極的倡議者，哪些國家或組織又特別反對呢？它們分別用了什麼法律與政治理由？我們應如何評價兩種立場之間的矛盾？

※議題進階閱讀

1. 若對國際法「全球化」轉變有興趣，或想進一步區辨規範系統（normative system）與運作系統（operating system），可看看Diehl & Ku（2010）。
2. 若好奇「全球衛生治理」（global health governance），可瞭解其百花齊放的定義及百家爭鳴的歷史（Packard 2016）與現狀（Clinton & Sridhar 2017）。
3. 想多瞭解國際衛生法如何與人權規範互動而經歷典範移轉，本章引用學者之著作都很值得多挖掘，比如Meier & Gostin（2018）和Burci & Toebes（2018）。

參考文獻

Adams, V. 2013. Evidence-Based Global Public Health: Subjects, Profits, Erasures. In J. Biehl & A. Petryna (Eds.), *When People Come First*: Princeton University Press.

Benatar, S. R., Daar, A. S. & Singer, P. A. 2003. Global Health Ethics: The Rationale for Mutual Caring. *International Affairs, 79*(1), 107-138. doi:10.1111/1468-2346.00298

Birn, A.-E. 2009. The Stages of International (Global) Health: Histories of Success Or Successes of History? *Glob Public Health, 4*(1), 50-68. doi:10.1080/17441690802017797

Braveman, P. A., Kumanyika, S., Fielding, J., Laveist, T., Borrell, L. N., Manderscheid, R. & Troutman, A. 2011. Health Disparities and Health Equity: The Issue Is Justice. *American journal of public health, 101 Suppl 1*(Suppl 1), S149-S155. doi:10.2105/AJPH.2010.300062

Burci, G. L. & Toebes, B. (Eds.). 2018. *Research Handbook on Global Health Law*. Cheltenham: Edward Elgar.

Chapman, A. R. 2010. The Social Determinants of Health, Health Equity, and Human Rights. *Health and human rights, 12*(2), 17-30.

Clinton, C. & Sridhar, D. 2017. *Governing Global Health: Who Runs the World and Why?* Oxford: Oxford University Press.

Diehl, P. F. & Ku, C. 2010. *The Dynamics of International Law*. Cambridge: Cambridge University Press.

Elbe, S. 2018. *Pandemics, Pills, and Politics: Governing Global Health Security*. Baltimore: Johns Hopkins University Press.

Erikson, S. L. 2016. Metrics and Market Logics of Global Health. In V. Adams (Ed.), *Metrics: What Counts in Global Health*. London: Duke University Press.

Fidler, D. P. 2001. The Globalization of Public Health: The First 100 Years of International Health Diplomacy. *Bulletin of the World Health Organization, 79*(9), 842-849.

Fidler, D. P. 2008. Global Health Jurisprudence: A Time of Reckoning. *Georgetown Law Journal, 96*, 393-412.

Gostin, L. O. 2014. *Global Health Law*. Cambridge: Harvard University Press.

Gruskin, S., Bogecho, D. & Ferguson, L. (2010). 'Rights-Based Approaches' to Health Policies and Programs: Articulations, Ambiguities, and Assessment. *Journal of Public Health Policy, 31*(2), 129-145. doi:10.1057/jphp.2010.7

Lee, K. & Kamradt-Scott, A. 2014. The Multiple Meanings of Global Health Governance: A Call for Conceptual Clarity. *Globalization and Health, 10*(1), 28. doi:10.1186/1744-8603-10-28

Lo, S. & Horton, R. 2019. Legal Determinants of Health: Facing Global Health Challenges. *The Lancet, 393*(10183), 1781-1782. doi:10.1016/S0140-6736(19)30808-6

Mann, J. 1997. Health and Human Rights: If Not Now, When? *Health and Human Rights, 2*(3), 113-120. doi:10.2307/4065162

Meier, B. M. & Fox, A. M. 2010. International Obligations through Collective Rights: Moving from Foreign Health Assistance to Global Health Governance. *Health and Human Rights, 12*(1), 61-72.

Meier, B. M. & Gostin, L. O. (Eds.). 2018. *Human Rights in Global Health: Rights-Based Governance for a Globalizing World*. Oxford: Oxford University Press.

Packard, R. M. 2016. *A History of Global Health: Interventions into the Lives of Other Peoples*. Baltimore: Johns Hopkins University Press.

Patterson, D. & London, L. 2002. International Law, Human Rights and HIV/ AIDS. *Bulletin of the World Health Organization, 80*(12), 964-969.

Princen, S. 2007. Advocacy Coalitions and the Internationalization of Public Health Policies. *Journal of Public Policy, 27*(1), 13-33. doi:10.1017/ S0143814X07000621

Ruger, J. P. 2008. Normative Foundations of Global Health Law. *Georgetown Law Journal, 96*(2), 423-443.

Satterthwaite, M. L., & Rosga, A. 2009. The Trust in Indicators: Measuring Human Rights. *Berkeley Journal of International Law, 27*(2), 253-315.

Shelton, D. L. 2000. Introduction: Law, Non-Law and the Problem of "Soft Law". In D. L. Shelton (Ed.), *Commitment and Compliance: The Role of Non-binding Norms in the International Legal System.* Oxford: Oxford University Press.

Siddiqi, J. 1995. *World Health and World Politics: The World Health Organization and the UN System.* Columbus: University of South Carolina Press.

Taylor, A. L. 2004. Governing the Globalization of Public Health. *Journal of Law, Medicine & Ethics, 32*(3), 500-508. doi:10.1111/j.1748-720x.2004. tb00163.x

Tobin, J. 2012. *The Right to Health in International Law.* Oxford: Oxford University Press.

Toebes, B. 2015. International Health Law: An Emerging Field of Public International Law. *Indian Journal of International Law, 55*(3), 299-328. doi:10.1007/s40901-016-0020-9

Williams, C. & Hunt, P. (2017). Neglecting Human Rights: Accountability, Data and Sustainable Development Goal 3. *The International Journal of Human Rights, 21*(8), 1114-1143. doi:10.1080/13642987.2017.1348706

後記

COVID-19的流行之下

Appendix: Under the COVID-19 Pandemic

劉曦宸／編輯

王業翰、李柏翰、張紘綸、葉明叡、劉曦宸
（依作者姓名筆畫排序）

　　召集撰寫這本書時，臺灣還是一片淨土，尚未有COVID-19的確診個案。隨著書籍的撰寫、編輯，我們度過了境外移入、長時間+0，直到2021年5月防疫等級升至三級，一時之間臺灣終和全世界其他國家一樣遭受COVID-19的直接衝擊。幾個月後，再一次地我們又回到了久違的+0，到2022年四、五月間，情況急轉直下，Omicron變異株致死率降低但傳染力增強，COVID-19終普遍流行於台灣，防疫政策也相應調整，朝向鬆綁、開放回歸常態方向，但本書出版之際，COVID-19的故事尚未說完。

　　2021年中，自宣布防疫等級至三級警戒後，各種手段更為嚴厲的防疫措施陸續展開，我們思考著各種防疫政策的公衛倫理，因而決定再度提筆增加這一章——後記。在本章中，我們挑選了疫情這一年半來有所爭議的幾個議題，對相關政策進行倫理討論，並給予未來若再度碰到新興疾病時防疫政策上的建議。

一、疫苗政策

（一）疫苗該不該打？為何而打？──個人風險管理與群體
　　利益（王業翰）

　　隨著全球疫情無止盡的延長，透過疫苗達成群體免疫成為全世界期待能控制並終結疫情的解方。除了英美等西方先進國家投放大量資源予跨國藥廠進行疫苗研發，許多國家也視COVID-19疫苗的研發或代工生產為疫情下的關鍵產業，甚至拉高到國家安全層級，大力扶持國內廠商的研發與生產。在法規面，由於疫情的嚴重程度，許多國家的藥證管理單位紛紛採行緊急授權（Emergency Use Authorization，EUA）的模式，容許疫苗在完成傳統臨床試驗要求的期程之前便能送案審查，並緊急上市。相較於標準的疫苗核准程序，這樣的制度增加了科學上的不確定性，也可能為施打疫苗的個人帶來更高程度的風險。在政府宣傳普遍施打疫苗的集體政策，以及媒體對於個別疫苗的疑似不良反應個案大加渲染下，個人風險與公眾利益間的折衝再度成為社會爭議的焦點所在。

　　這樣的爭議雖然在公衛政策領域並不少見，但我們在思考疫苗議題時，並不能單從科學研究或政治角度著手，這樣的單一面向的討論無法觸及爭議的核心。造成個人風險管理與群體利益對立的核心關鍵並不一定是疫苗本身，反而應該先退一步思考疫苗所針對的疾病對群體的意義為何？舉例來說，同樣是疫苗施打，人類乳突瘤病毒（HPV）疫苗呈現的風險與公衛政策爭議就與COVID-19疫苗不太一樣。這當中的差異關鍵當然部分來自於疾

病本身的傳播模式——經過親密接觸傳染的致癌病毒與空氣或飛沫傳染的呼吸道急症，對公共衛生與群體健康造成的影響自然不同。

　　然而疾病在醫學本質上的差異只是起點，群體利益的思考與評估必須涵括更廣泛的社會面向，才能更具體評估疫苗帶來的實際效益，也才能由此評估個人所擔負的風險是否合理，否則公眾利益就只是淪為口號式的政治目標。從公衛角度出發的量化效益評估，可能包括疫病在國內的流行狀況、疾病傷害個人健康的嚴重（失能）程度、對醫療系統造成的負擔、對其他疾病造成的醫療資源排擠，以及疫苗覆蓋後帶來的防疫社會成本變化等。但這只是整體社會面向評估的一部分，還有更多難以量化的政治、社會、文化因素無法被涵蓋，若能彈性且深入地將這些複雜的面向納入思考，方能勾勒出疫苗所帶來的群體利益全貌。由此可知，在每個國家不同的社會制度與文化脈絡中、甚至是在疫病流行時的不同時間點，疫苗所能帶來的效益與風險都是有差異的，也是因為這些差異，使得「見縫插針」與「雙重標準」成為「疫苗政治學」的常態。

　　這些關於疫苗的效益與風險論述雖然立場各異，但核心其實仍在於疾病在這個社會中是被如何框架（framing）的（Rosenberg et al. 1992）。框架指的是一種社會與文化對於疫病定義的建構，也就是說一個疾病固然有科學本質（如；何種病毒造成的、傳播途徑為何、對人體致病機轉與後遺症等），但這個疾病如何被在地的社會文化理解、定義成某種身體或心理的異常，又是另一回事。不同的社會對相同的疾病可能框架出截然不同的社會意義，因此在形成群體利益的在地論述時，這些疾病的社會（甚至是政

治）意義也就影響了「群體利益」的在地定義。我們可以回想這一年多來，有多少社會詮釋從COVID-19的本質被延伸出來——小至某些人認為這不過是一場較嚴重的感冒，為了強調自由而拒絕戴口罩；大至國族主義的強化，把防疫成功歸因於政治體制的優越等。這種種的社會詮釋無可避免地使得疫苗及其帶來的群體利益成為另一種在地的政治呼召與公民的生命治理，惟有透過分析拆解這個「框架」COVID-19的過程，我們才能釐清個人風險與公眾利益在各種論述中被「動手腳」調了多少權重，也才能比較清楚地判斷自身實際擔負的風險與可能產生的效益——不論是源自疫情還是疫苗造成的。

　　拆解這個社會對疾病的框架，不等於將思考侷限在純粹的科學數字上（事實上也沒有純粹的科學），這樣的推論正是本節要反對的謬論之一。因為疾病同時兼具科學與社會的意義，因此風險的組成也同時來自兩者（例如暴露者同時面臨染疫與汙名的風險），過度強調或反對這兩種面向之一的論述，往往都充滿了錯誤的風險與利益評估，某些褊狹的專業論者往往過度執著於自己領域的片面資訊，以致在公眾論述形成不分青紅皂白的反疫苗陣營，或是宣教式地對於疫苗能帶來的群體利益過度樂觀，這些先入為主的立場同樣也使得群體利益的定義出現各種偏移：哪個群體的利益最為優先？誰又能代表或確保社會全體的最大利益？政治或群體認同的爭議因而延燒到疫苗效益的科學討論，過往對於科學爭議與民主的研究探討對於專家的重新定義和參與決策代表性的反思（Collins & Evans 2002），在疫苗施打的當下也難以提供解答，甚至可能讓人民更加無所適從，個人自主繼而成為擺盪在群體認同與政治／政策框架下身不由己的修辭出口。

　　疫苗該不該打，又是為何而打？終究是得回歸到個人在疫情中的生命樣態所帶來的風險總和，然而這個決定的過程卻混雜了不同層次的科學風險與政治認同的判斷，這個判斷又常受偽科學與對某些KOL（意見領袖）接近信仰的盲目信任影響，個人的自主恐怕只存在於要不要伸出手臂，以及對哪個廠牌的疫苗伸出手臂，其他只剩迷茫在群體利益口號下更多的身不由己而已。

（二）中央與地方的競合——衛生治理與困境（張紘綸）

　　除了討論疫苗能不能打、需不需要打之外，臺灣開始從不同管道取得疫苗後，中央與地方還在其他疫苗的議題上進行過招。又因為疫苗進口的數量遠少於中央政府疫苗施打計畫中所需的總量，民眾的接種意願又在2021年5月防疫警戒升上三級以後遽增，造成疫苗短缺，中央與地方政府分別作為疫苗施打政策的計畫者與施行者在疫苗施打的優先順序上就產生不小的爭執。

　　COVID-19疫苗的施打是根據中央政府層級的中央疫情指揮指揮中心所發布（疾病管制署 2021a），但其中所訂出的施打優先族群是由衛生福利部傳染病防治諮詢會預防接種組的專家會議決定（疾病管制署 2021b）。在這份計畫中，列出了公費COVID-19的優先施打對象以及其概要條件。這樣看似沒有爭議，可以完全依照計畫進行執行的施打政策，地方政府對哪個部分有疑義甚至與中央政府發生爭執呢？

　　地方政府作為中央政府政策的執行者，在推行中央政府所擬定的計畫時需要將中央政府羅列的對象、條件轉譯成可以提供第一線公務人員執行、判斷的細節定義。拿中央計畫中的第二類優

先施打對象——中央與地方政府防疫人員為例：在中央的計畫中會被劃入這類的人員應是第一線的防疫人員與維持政府正常運作所需的公務人員，另外中央在計畫中將後者的資格縮限，很明顯是要保障第一線防疫人員的疫苗數量並且優先施打；但地方政府在執行第二類優先施打對象的接種疫苗時卻有自己的優先順序，例如有些縣市便以「維持地方政府運作」為由讓縣政府高級官員擁有第二類中較優先的施打順序（黃種瀛等 2021）。這時，中央政府可以或是可能對地方政府不依照中央政府的原始規劃進行疫苗施打進行制約或是懲處嗎？

在回答這個問題之前，我們必須在此理解到在法律制度上，我國的地方與中央政府間除特定的機構（警政、主計、人事以及政風）外，並沒有上下隸屬關係，僅存在業務監督關係。換句話說，在大部分情況下，中央不是直接對地方政府下命令，而是中央政府請地方政府代為利用資源來執行中央交付的業務。在疫苗施打的案例中，疫苗接種計畫作為中央交付地方執行的一項業務，中央自然可對業務執行的成果進行監督，例如有沒有在疫苗到期前施打完分配的疫苗，但對於執行的過程則沒有直接、有效的約束方式或是問責機制。

不過，在實務上，中央政府為了確保其政策依照其規劃的過程執行，依舊會透過間接的方式要求地方「好好配合」，並且透過將業務配合程度與各個會計年度補助款掛鉤的方式作為約束以及問責機制，例如在疫苗分配這題上中央依舊透過操作傳染病防制法與災害防救法中的機制來要求地方配合，並且透過調控中央政府在相關業務資源挹注，來確保地方政府有好好配合；而地方政府配合的程度在直轄市與縣、省轄市間也有巨大差異，這與中

央政府所能使用的約束以及問責機制有關。由於不同的地方政府在地方制度法以及財政收支劃分法的制度下，有著不同的財務結構，對於來自中央政府的補助款也有不同的依賴程度，所以中央政府利用補助款進行問責在不同的地方政府中就有不同的效果。

　　總結而言，中央能否拘束一個地方自治體按照中央所制定的計畫內容來進行疫苗的施打，端看那個自治體的財政、人力狀況。從這個角度來看，雲林縣「違規」施打與臺北市、高雄市出現的有本質上的不同。對目前的中央政府來說，雲林縣若持續不理會中央的規劃，中央可以透過前面所提的補助款問責機制來「商請」雲林縣好好配合，但對於北、高等直轄市，目前中央衛生機關沒有體制內的工具可以迫使兩市市政府好好的依循中央所訂定的計畫進行施打。其實，這類中央與地方在各式各樣政務推行上的爭執與角力，本應由建立完整且具有問責機制的地方自治制度來進行解決，然而我國因過往的歷史與政治因素，遲遲未將憲法中有關中央、地方分權以及地方自治制度的條文進行修改，進而導致各項地方自治法規體系散亂、無序且無法問責，這個憲政層級的政治制度結構問題，在此次COVID-19疫苗接種議題中再次突顯出來。

（三）所以，誰可以先打疫苗？──誰是「必要」？（葉明叡）

　　COVID-19疫苗，使人們能特別感受到「公衛政策所能動用的資源總是有限」的具體顯現。在國產高端疫苗於2021年8月上市以前，臺灣的疫苗完全仰賴進口，相對於全國人民數量而言非常不足，勢必要決定接種的先後順序，而如何決定，則視我們比較重視什麼價值而定。在COVID-19大流行的狀況下，確保傳染

盡快終結幾乎是多數人共同的願望，如此可盡量減少整體健康、社會與經濟損失，因此，臨床照護或衛生行政一線的防疫人員，以及維持社會基本運作的「必要工作者」（essential workers），通常會被排在最優先順位。何謂「必要」？其實也沒有唯一正確答案：維持治安，必要？公務服務，必要？民生飲食，必要？外送物流，必要？宗教服務？教育托兒？出國比賽為國爭光？這個清單可以一一列舉下去。

其次，基於對個體生命價值的重視，我們也會想盡可能挽救人們因為受到傳染而重病、死亡，因此高風險、感染後容易惡化為重症的群體，也會被列為優先施打對象。要做出這個判斷，我們自然需要科學研究來告訴我們，對這個傳染病來說，哪些人、在哪些狀況下最為脆弱、最易受到傷害（vulnerable）。在COVID-19的情形中，依照年齡由高齡者優先開始漸漸往低年齡群體施打疫苗，其中可能穿插有某些重症類型疾病患者和孕婦，就是基於這個理由。我們怎麼知道這些人是最受傷害的群體？則是基於科學研究的成果，是故倫理的決定，在某些時候也是需要實證證據，但反之，只有實證證據本身並不夠，倫理判斷才是決定優先次序的真正理由。

這兩個優先次序所代表的價值，可粗略歸類為某種「效益主義」（utilitarianism），這類倫理觀認為，將效益最大化的選項，就是倫理上最優先的選項，終結大流行、預防最容易重症死亡這兩個選項，能夠最小化健康、社會與經濟損失，換言之，最大化健康、社會與經濟效益，因此這兩個群體應該最優些接種疫苗。乍聽之下似乎非常合理，但這兩者都是指在「群體」層次的效益計算，很多時候和我們直覺上從個人觀點出發的思考非常衝突，

因為我們人類習慣於將自己、家人朋友、認識的人置於更為重要的地位，當自己或家人遭遇到傳染或惡化為重症時，面對國家的資源配置決定，可能感到相當冷酷而難以接受。這是合理的個體情緒反應，反映的是反常的「群體」思考，但這種群體思考卻是公衛政策所必須仰賴的基礎。

最後，我們可以反問，我們真的有想要「盡快終結大流行」嗎？我們真的「重視個體生命價值」嗎？答案並不是那麼顯而易見。又，我們是在什麼時候、透過什麼程序得出這兩個共識了呢？許多學者倡議，國家單位或專業團體在做出相關優先資源優先配置決定、疫苗施打順序決定時，決策過程應盡量公開透明以取信於大眾，若有可能，也應盡量容納多方不同意見。這是民主與公衛決策的一個根本難題，面對疫情，決策必須迅速以確保最有效，但越快決策，就越難以透明或包容多元意見，這兩者之間似乎總有一邊要犧牲。而不論犧牲哪一邊，都會提供更多薪柴給政黨化、甚至資訊戰爭化的疫情政治動員，燃起的熊熊鬥爭之火是造成疫情災害的最大人為因素。

二、疫情調查與後續（劉曦宸）

（一）疫情調查要多精準？可以公布多少？——隱私在防疫裡的角色

除了疫苗政策的爭議，疫調的執行與公布也在疫情升溫期間引發一陣不小的討論風潮；有地方首長認為在進入二級之後「這種傳統方式沒有太大意義」，那麼為什麼會發展出這種「傳統」

呢？為什麼需要進行疫情調查？它的意義是什麼？調查結果需要公布給民眾知道嗎？

　　傳染病的防治首先需要知道的這個致病原的特性，而部分的特性就是從最早期的個案的疫情調查結果而來。根據疫情爆發初期的疫情調查結果發現，SRAS-CoV-2這隻病毒有一個很要命的特徵是被感染者在症狀還沒出現之前就具有傳染力，也就是說，一個活蹦亂跳可以到處趴趴走的人，在不知情的狀況下，他能夠帶著病毒到處去散播，所以，就算是疫情已經嚴重到升級至二級防疫，疫情調查還是非常重要，因為我們需要知道患者在發病前接觸了誰，要先把「有可能已經染疫」的人找出來，才能讓他們不要把病毒再傳播出去。

　　相較於2002年大流行的SARS，COVID-19的防治不再著重於「發燒篩檢」（因為2002流行的SARS是在發燒後才具傳染力，只要找出發燒的人讓他不要將病毒傳播出去，基本上就可以達到控制疫情的效果），而是──很特別地──政府每天都召開記者會，公布確診個案的「足跡」，若無法確切地找到接觸者「匡列」，政府甚至會透過細胞簡訊通知可能有接觸到確診個案的民眾進行自主健康管理。

　　「科技防疫」在這次的疫情中所引起的倫理問題，我們在思辨7討論過，在這裡，我們把重點放在疫情調查要精準到什麼程度，在記者會上又可以公布多少。和前一節一樣，這個問題也可以從效益主義的觀點來思考：當我們追求最完整的疫調時，就可以最精準地去阻擋疫情的擴散，追求到最大化的效益，但同時，當我們透過群體的角度思考這個具最大效益的選項，透過記者會公布太過細緻的疫調結果時，卻會與個人層次的權益（也就是被

疫調者的隱私權）發生衝突，那麼，平衡點在哪？

　　經濟學有一個法則叫「邊際效益遞減」，意思是說，當財貨加得越多的時候，邊際效益會愈來愈少。這個概念也像是「精準」防疫所獲得的效益，一開始我們追求精準的時候做得更多就能更有效地去防止疫情擴散，但當我們想要要求再精準一點、再更精準一點的時候，那個有效防疫的增加幅度就不會那麼大，甚至只能增加一些些，或更糟的會造成反效果（效益變成負的）。為什麼？回到最一開始所說的，COVID-19的疫調目的之一是為了把「有可能已經染疫」的人找出來，避免他在發病之前就開始造成疾病的擴散，所以，事實上我們只需要知道確診者在可傳染病毒的期間接觸過誰即可；公布確診者的「足跡」是為了找到沒辦法精準掌握的可能接觸者以利防疫，但他是做什麼工作、隸屬於哪家公司、住在哪一個社區、是哪一個國家的人等等的個人資料是否需要公布就很值得思量。

　　在我們追求防堵疫情擴散的效益最大化而與被疫調者的隱私權保障發生衝突時，除了要思考是否符合比例原則及最小傷害之外，就「效益」來說，因為看見社會輿論攻擊某個職業、某家公司、某個地區居民、某個國家的人而害怕說出自己的真實狀況只好隱瞞，進而造成防疫工作打折扣的案例也不是沒有。換句話說，公布太細緻的疫調結果讓民眾知道而帶來的汙名化，很可能反而造成防疫追求「更精準」的邊際效益轉為負值的問題。

　　總結而言，疫情調查的內容端看防疫手段的需求而定，疫情調查結果的公布是為了達到防疫的效益，然而，疫調內容的公布應去個人化，除了是對民眾權利的保障，也是為了避免汙名的產生阻礙防疫效益。

（二）為什麼非得關他不可？——人民權利的限制

　　還有另外一個沸沸揚揚輿論的議題是「3+11」。「3+11」是疫情降溫期間，立委范雲辦公室召開協調會，討論機組人員的「防疫健康管控措施」是否能由當時五天居家檢疫、採陰後再加九天自主健康管理（5+9）回復為早先的三天居家檢疫、採陰後再加11天自主健康管理（3+11），隨後疫情指揮中心調整國籍航空公司機組員由旅遊疫情第三級地區返國後檢疫防疫的政策（周怡孜、黃揚明 2021）。「3+11」到底是不是防疫的破口，本文不做討論，本節想呈現的是：政府有什麼權力可以限制民眾的行動自由，又為了什麼考量需要調整這個限制？

　　在思辨7中我們稍微介紹了「檢疫」的歷史，簡單地說，隔離檢疫就是把可能被染病的人和健康的人分開生活一段時間，確定可能染病的人不會把疾病傳播出去，再讓他們和健康的人一起生活，另外我們也提到了司法院大法官釋字第690號解釋，大法官認為：暫時地限制可能染疫者的自由，能夠保護其他社區民眾的健康。然而，過去很多對釋字第690號的討論都提出了一個重要的觀點：什麼是「必要的處置」？如果我能提出這個限制並非必要，是否就能夠放寬這個隔離／檢疫的措施？

　　無論是3+11或是5+9，我們都可以發現從居家檢疫到自主健康管理的中間須要通過「採檢陰性」的關卡，換句話說，如果我能夠透過科學的根據，證明我並未感染到病毒，居家檢疫對我來說就並非必要，因為我並沒有把病毒散播出去的可能性；至於要在居家檢疫的第14天採檢、第5天採檢、還是第3天就可以採檢？則是靠「醫療及公共衛生專業」來判斷，通常來說，當疫情嚴峻的時候，這個檢疫的時間會訂得比較嚴格，相反的，若疫情

趨緩，就會考慮是否能放寬。

　　這時候可以加入思考的是「最小傷害」。就過去的文獻顯示，「社會孤立」（social isolation）、缺乏社會連結（social connection）與憂鬱、社會焦慮等多種心理狀態有關；「隔離」（isolation）會對心理健康造成衝擊，增加產生憂鬱、焦慮、壓力相關症狀的風險，尤其是對超過一週隔離的人更是如此。航空公司的機組員在入境之後若需在14天後才能解除檢疫，恐怕就只能在執勤、檢疫、執勤、檢疫的循環中過生活，這無疑是會對空勤人員的心理健康造成危害；若參考病毒特性，了解可傳染期的時間點與發病之間的關係，就能考慮可以將居家檢疫的時間縮短到什麼程度，經由採檢陰性的結果，放寬檢疫的規定，讓航空公司的機組員也能夠保有一定程度的社交生活，確保他們的職業健康。

　　政策執行的「對」與「錯」經常是透過政策執行後所發生的事件來論定。2021年5月，全臺疫情升溫至三級，「3+11」成了被咎責的戰犯，可是我們應該為了所謂的「+0」而犧牲掉少部分人民（如航空公司機組員）的人身自由與健康嗎？釋字第690號提到，剝奪人民人身自由施以隔離／檢疫的措施時，期間應該合理而且不能過長，機組人員持續半年以上在檢疫—執勤的循環中生活，人身自由的限制已明顯地過長，如何在「阻絕境外」與人民的自由之間取得平衡，應該有更多倫理上細緻的考量，而非將此作為政治的打手，炒作輿論犧牲掉任何一個人的健康。

三、國際間防疫——全球衛生（李柏翰）

　　COVID-19導致了一場讓世界各地幾近停滯的全球大流行。

疫情擴散迄今約兩年，世界衛生組織（WHO）一舉一動備受矚目。回頭看，2019年12月疫情在中國正式通報；2020年1月23日，WHO決定暫不針對SARS-CoV-2宣告「國際關注公共衛生緊急事件」（public health emergency of international concern，PHEIC），當時引發全球嘩然；一週後，WHO於2020年1月30日再度召開緊急委員會，由於事態已嚴重，疫情在歐美大國遍地開花，幹事長譚德塞（Tedros Adhanom Ghebreyesus）終於決定宣布PHEIC，正式「國際化」COVID-19的疫情。

宣布PHEIC係依據《國際衛生條例》（International Health Regulations，IHR）授權WHO幹事長而來，不僅需要考慮公共衛生需求，也要考量國際貿易、人員流動等要素，是國際衛生領域中一項重要的「政治決定」，以國際規範的方式維護全球衛生安全。而IHR是由1969年第22屆世界衛生大會（World Health Assembly，WHA）確立下來的，建立了一個各國共同預防、早期偵測、評估和因應公共衛生緊急事件的協作機制。

冷戰結束後，隨著跨國經貿往來更趨頻繁，新興與未知傳染病的爆發不斷對全球防疫機制提出挑戰（如2001年美國炭疽桿菌恐怖攻擊事件、2003年的SARS和2004年亞洲禽流感〔H5N1〕疫情），WHO會員國意識到更緊密合作行動之必要性，促成了2005年IHR的修訂（也是現行版本）。IHR 2005所規範的疾病，從原本的三大類國際檢疫傳染病（霍亂、鼠疫及黃熱病），擴大到五大項國際公共衛生緊急事件：傳染病、人畜共通傳染病、食品安全、化學品汙染以及核能輻射汙染。

所謂PHEIC是指對人類健康威脅「異常重大」的公共衛生事件，將因跨國傳染而對其他國家構成公共衛生風險，且需要整合

性的國際應對措施。國家如果認為境內將爆發PHEIC，應透過國家聯絡窗口於24小時內通報WHO。IHR一方面要求各國監督並管制傳染病的發展態勢、協助確認通報病例、加強國內疾病的監控、發展全國性公共衛生緊急事件的應對計畫。另一方面，IHR也賦予WHO幹事長在考量緊急事件委員會的建議、國家提供的資訊、IHR附件二協助評估的決定工具、科學界現有的研究、國際傳染之風險，以及可能對經濟所造成的影響等情況後，最終決定及宣布PHEIC的權力。

其實，PHEIC宣告的背後需要考慮很多事情，除了要考量防疫措施建議對當事國及全球經濟可能造成的影響（如入境時增加健康檢查或全面檢疫措施），而任何貿易與旅遊限制，須有科學根據證明其必要性。WHO也會特別考慮防疫措施是否將對弱國造成不成比例地負擔或衝擊。不過，為了防疫需求，若政府透過國內法規政策自行增加貿易或旅遊限制，IHR也沒說完全不行，且若真有效，也算符合衛生安全的目的。只是，各國仍需要考慮它們身上其他的國際法義務，比如國際貿易法、投資法和人權法下的法律承認。

自2007年實施以來，IHR 2005協助不少發展中國家建構衛生安全之核心能力，但近十五年來世界遭逢各種疫情，2020年甚至有三起PHEIC（小兒麻痺病毒野生株、伊波拉病毒、COVID-19）同時並存，IHR的能力與效率，再度受到質疑。跟所有「軟法」（soft law）工具一樣，IHR是否有效取決於各國在防疫工作上自願合作的意志上。雖然PHEIC能對不合作的國家施以政治壓力，但無法授權國際社會針對當事國進行任何強制性干預措施，也難以究責。這即是COVID-19防疫遇到的困境——無論國際社會對

一開始隱匿疫情的中國有多少抱怨也沒轍。

因此，近來有許多改革全球衛生安全機制的呼聲。WHO幹事長成立的「大流行防範與應對獨立小組」（Independent Panel for Pandemic Preparedness and Response）在評估全世界回應COVID-19的表現後，認為現行制度難以對付下一場大流行之暴發，而建議各國通過一項「傳染病大流行防範及應對框架公約」（Framework Convention on Pandemic Preparedness and Response），包括建立監督及究責等機制（WHO 2021）。2021年的WHA慎重討論到這項建議，決定自2021年11月召開WHA特別會議，開啟國際談判。

對於將IHR轉化成具有更強硬拘束力的國際條約這件事，有國家持保留態度，但也有國家樂見其成，歐盟高峰會（European Council）甚至作出正式決定表達支持，並希望新公約能納入區域性整合組織的參與，而不限於以國家為單位。這項談判可視為一項重要指標——究竟號稱讓全球當頭棒喝的COVID-19有多大程度讓各國政府願意重新設計全球防疫機制、審視主權限制，並真心相信「一個世界、共享健康」（one world, one health）？讓我們拭目以待。

※ 議題進階閱讀

1. 有關疾病在社會中如何被框架，請參考Charles E. Rosenberg , Janet Golden & Steven J. Peitzman. 1992. Framing Disease, *Hospital Practice*, 27:7, 179-221, DOI: 10.1080/21548331.1992.11705460。

2. 有關目前疫苗分配的主要倫理探討，請參考Jecker NS, Wightman AG, Diekema DS. 2021. Vaccine Ethics: An Ethical Framework for Global Distribution of COVID-19 Vaccines. *Journal of Medical Ethics*. doi:10.1136/medethics-2020-107036，以及WHO. Fair Allocation Mechanism for COVID-19 Vaccines through the COVAX Facility，取自https://www.who.int/publications/m/item/fair-allocation-mechanism-for-covid-19-vaccines-through-the-covax-facility。

3. 有關防疫與隱私之間的討論，可參考2020年3月《台灣法學雜誌》第387期的多篇討論，如何建志〈COVID-19 疫情期間防疫與隱私之平衡──相關法律議題分析與社會正義觀點〉、林欣柔〈防疫？妨疫？疾病監測、接觸者追蹤與個人資訊隱私之平衡〉。

4. 有關隔離檢疫與人身自由之間的平衡，可參考2020年6月《法律與生命科學》9卷1期的多篇討論，如林欣柔〈新冠肺炎流行下的公衛權力與界限〉、吳秦雯〈從SARS到COVID-19──司法院釋字第690號解釋架構下之傳染病防治法制與基本權限制〉。

5. 有關社會孤立（social isolation）對於心理健康的影響可參考2021年3月Morina等人在BMJ open發表的文章：Potential Impact of Physical Distancing on Physical and Mental Health: A Rapid Narrative Umbrella Review of Meta-Analyses on the Link Between Social Connection and Health（DOI: 10.1136/bmjopen-2020-042335）；有關「隔離」（isolation）對心理健康的影響，可參考2020年10月Henssler等人發表於European Archives of Psychiatry and Clinical Neuroscience的文章：Mental Health Effects of Infection Containment Strategies: Quarantine and Isolation – A Systematic Review and Meta-Analysis（DOI: 10.1007/s00406-020-01196-x）。

6. 有關WHO正在討論的《傳染病大流行防範及應對框架公約》，請見IPPPR. 2021. *COVID-19: Make it the Last Pandemic*. Geneva: World Health Organization；WHA所召開的特別會議內容，請見WHA. 2021. *Special session of the World Health Assembly to consider developing a WHO convention, agreement or other international instrument on pandemic preparedness and response*. WHA74 (16)；歐盟高峰會的決議則請見Council of the European Union. 2021. *EU supports start of WHO process for establishment of Pandemic Treaty: Council decision*. Press release on 20 May 2021。

參考文獻

Charles E. Rosenberg , Janet Golden & Steven J. Peitzman.1992. Framing Disease. *Hospital Practice*, 27:7, 179-221.

Collins, H.M. & Evans, Robert. 2002. The Third Wave of Science Studies: Studies of Expertise and Experience. *Social Studies of Science,* 32(2), 235-296.

WHO. 2021. A Potential Framework Convention for Pandemic Preparedness and Response, Meeting of Thursday March 18, 2021, COVID-19 Information sessions. 取自：https://apps.who.int/gb/COVID-19/pdf_files/2021/18_03/Item2.pdf

周怡孜、黃揚明。2021。〈【獨家】【機師染疫補破網】綠委協調機師檢疫放寬「3＋11」會議證據曝光〉。《鏡傳媒》。取自：https://www.mirrormedia.mg/story/20210428inv004/。

疾病管制署。2021a。COVID-19疫苗公費疫苗接種對象。取自：https://www.cdc.gov.tw/Category/Page/9mcqWyq51P_aYADuh3rTBA。

疾病管制署。2021b。ACIP會議紀錄。取自：https://www.cdc.gov.tw/Category/MPage/FWEo643r7uqDO3-xM-zQ_g。

黃種瀛、趙英光、謝忠義（2021）。〈第二類造冊官員 彰雲投嘉市占73％惹議〉。《華視新聞》。取自：https://news.cts.com.tw/cts/general/202109/202109012054829.html。

結語

公共衛生的倫理日常

Epilogue: Everyday Ethics in Public Health

葉明叡

　　一般而言，教科書或議題讀本是沒有結論章節的，通常是最後一個主題講完後嘎然而止。作為一本非典型教學用讀物兼大眾讀物，在此我們邀請讀者回想一下，從生活和醫療照顧，到各種個人或集體行為管制，到與國際政治經濟結構息息相關的群體邊界，本書涵蓋了當代爭辯中的健康議題，這些討論和延伸的閱讀，對於我們當代的意義是什麼？在當代的知識地圖上，或是我們的健康、社會、臨床、政策實作之中，位置在哪裡？

　　最重要的是，正如本書所不斷強調的，所有的政策或介入，背後都有倫理規範的意涵存在，如果我們要好好討論一個議題，做出相對應的決策，我們首先要先辨識出當下的各方爭論，背後各自的倫理立場預設為何，釐清這些（在很多情形中隱而未現的）倫理預設，讓我們可以更精準掌握各種主張之間衝突的根源，而不會太快就陷入許多制度設計的細節爭執之中。就理想的論理情境而言，我們接著就可以用更好且與各方利害關係人更直接相關的理由，來說服彼此，共同做出決定。

　　當然，釐清了衝突根源，不代表問題就一定因此比較容易獲得共識，很有可能發生的一種情形是，原本大家弄不清楚問題根源，但在對各方最不可接受選項的刪去法後，獲得一個眾人的勉強能同意的方案，因此彷彿獲得了「共識」，政策決策得以進行下去；要是把根源弄得太清楚，可能反而明白展示了各方之間無可妥協之處，連勉強能同意的方案都得不出，所有改革都無法進行下去了。而改革無法進行，就表示只能繼續「維持現狀」，臺灣人應該很熟悉這個詞彙，「維持現狀」也是一種政策，做出「不改變的決定」，也就不得不接受不改變的狀況下，原本政策（或無政策）的倫理預設。

　　重點是，就算不改變，也是一種決定，也是一種對倫理生活的被動（被迫）同意。在我們個人的生活情境、或專業執業之中，在我們所身處的組織集體行動之中，在我們共同經營的政策安排之中，倫理判斷和決策日日夜夜加諸在我們的身上，我們也在或積極認可、或消極接受之中，實踐著某些倫理，雖然，不見得都是「倫理生活」[1]就是了。倫理挑戰總是遊蕩在我們身邊，我們可以嘗試閃躲，也可以主動思考、應對這些挑戰，挑戰過程中，總會引起許多的不舒適、尷尬、惹人嫌（特別是當你挑戰到主流與權威價值時，而這是極度有可能發生的事），透過閱讀本書，希望讀者現在能較有把握、自信來應對這些可能的困難。

　　在知識地圖上，本書的討論補充了臺灣目前非常缺乏的健康議題倫理規範討論。在本書涵蓋的許多議題上，已有許多專家學者，從各自專業的角度切入來研究分析，過程中可能也會涵蓋到

1　請見本書〈背景介紹A〉的討論。

規範層面的討論，本書可與各領域的專業討論互相補充參照。本書作者群事實上也是來自各領域的年輕研究者與實踐者，可以說是真正跨領域、跨專業的整合嘗試，然而倫理日常也正是如此，倫理兩難不會依照我們當代的專業分工來劃定他們自己的範圍呢。

　　如硬是要加以對照區分，本書或許可歸類為「公共衛生倫理」此一新興領域的「本土議題讀本」。說議題讀本，乃是我們清楚定位，本書拿來修習鍛鍊心法的功用，而非建立完整的知識體系，很可惜的是，那種教科書目前在臺灣的市面上還未見到，期待各位公衛、醫療、社工、福利及各領域先進同儕努力出版。而說本土，並不只是自限於本土的範圍，而是以臺灣為出發點，朝向世界，探討人類社會普遍會遭遇到的健康問題，最後希望將我們的行動，以及行動的信念，回饋到這片我們深愛的土地上。

In the Name of Health: Unpacking 10 Ethical Dilemmas of Public Health Policies

Table of Contents

以健康之名？

10道公衛政策倫理難題，培養公民思辨力

2023年3月初版　　　　　　　　　　　　　　　　　　　定價：新臺幣460元

有著作權・翻印必究

Printed in Taiwan.

主　　編	葉　明　叡	
	劉　曦　宸	
作者	特約編輯	謝　達　文
葉明叡、劉曦宸、張邦彥、王業翰、蔡博方	內文排版	林　婕　瀅
龍　玉、陳正哲、廖偉翔、張紘綸、李柏翰	封面設計	黃　耀　庭

出　版　者	聯經出版事業股份有限公司	副總編輯	陳　逸　華
地　　　址	新北市汐止區大同路一段369號1樓	總編輯	涂　豐　恩
叢書主編電話	(02)86925588轉5395	總經理	陳　芝　宇
台北聯經書房	台北市新生南路三段94號	社　長	羅　國　俊
電　　　話	(02)23620308	發行人	林　載　爵
郵政劃撥帳戶	第0100559-3號		
郵撥電話	(02)23620308		
印　刷　者	世和印製企業有限公司		
總　經　銷	聯合發行股份有限公司		
發　行　所	新北市新店區寶橋路235巷6弄6號2樓		
電　　　話	(02)29178022		

行政院新聞局出版事業登記證局版臺業字第0130號

本書如有缺頁，破損，倒裝請寄回台北聯經書房更換。　　ISBN　978-957-08-6777-0 (平裝)
聯經網址：www.linkingbooks.com.tw
電子信箱：linking@udngroup.com

國家圖書館出版品預行編目資料

以健康之名？10道公衛政策倫理難題，培養公民思辨力
/葉明叡、劉曦宸主編 . 葉明叡、劉曦宸、張邦彥、王業翰、蔡博方、
龍玉、陳正哲、廖偉翔、張紘綸、李柏翰著 . 初版 . 新北市 . 聯經 .
2023年3月 . 320面 . 14.8×21公分
ISBN　978-957-08-6777-0（平裝）

1.CST：公共衛生　2.CST：倫理學　3.CST：文集

412.07　　　　　　　　　　　　　　　　　　　　112000966